试管宝宝备孕记

主　编　王华伟　王昆华　唐　莉

副主编　杨泽星　速存梅

编　者（按姓氏笔画排序）

　　　　王华伟　王昆华　龙艳喜

　　　　苏真芳　杨泽星　姚佳沛

　　　　赵树华　速存梅　唐　莉

U0212501

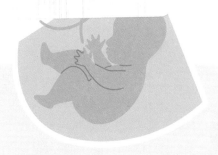

人民卫生出版社

·北京·

前言

据统计，中国目前约有 5000 万不孕不育患者，且这一数字还在不断增加。试管婴儿是解决不孕不育问题的重要技术之一，给广大不孕不育患者带来了福音，圆了很多家庭的求子梦，并且该项技术仍在不断地发展中。然而，试管婴儿技术涉及多个学科领域，准备做试管婴儿的夫妇往往不知道该了解哪方面的科普知识，不知道在做试管婴儿之前该做什么准备工作。就诊结束，仍然对试管婴儿的过程心存疑惑，难以把握医生讲述的关键点和重要细节，这可能导致患者做出错误的选择。而且绝大多数做试管婴儿的夫妇都有一颗"玻璃心"，每进行一步治疗都特别紧张和焦虑。除此之外，不孕不育患者人群基数较大、医疗资源相对缺乏也是现实问题。因此，编写关于试管婴儿的科普图书，不仅可以帮助患者了解试管婴儿治疗的全过程，让他们少走弯路、节约就诊时间，同时还能提高患者的依从性和配合程度，让患者心里有底才能从根本上缓解其焦虑情绪，提高试管婴儿助孕的成功率。

试管婴儿技术不仅涉及知识面广、治疗环节多，而且操作过程有明确的时间节点要求。任何一个节点出问

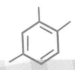

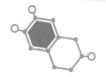

题都会直接影响试管婴儿的成功率。基于此，我们以试管婴儿治疗时间节点为线索，以广大不孕不育夫妇需求为出发点，针对试管婴儿助孕过程中大家最为关注的问题编写了《试管宝宝备孕记》一书。

全书以优生与备孕为开篇，帮助患者朋友了解受孕的必要条件和造成不孕不育的因素，并分享有无精症、多囊卵巢综合征、卵巢早衰等特殊情况的人群如何做才能拥有自己的宝宝等。让患者朋友真正了解科学备孕，包括改善生活方式、调整饮食习惯以及改善自身体质，从而达到提高卵子和精子质量、改善胚胎质量、减少出生缺陷以及提高试管婴儿成功率的目的。

本书还通过讲述试管婴儿助孕过程中所需的检查项目，帮助患者明确不同检查的适合人群、适用范围及不同的检查结果有何意义，有助于帮助患者朋友了解自身问题所在，以便选择最适合的助孕方案。

此外，与大家分享人工授精和试管婴儿的区别、不同试管婴儿技术的选择要求、不同的促排卵方案、促排卵的并发症、取卵和胚胎移植等环节的知识要点及注意事项等，还通过回答大部分就诊朋友关注的问题，如促排卵是否会造成卵巢早衰、试管宝宝智力是否受影响、究竟要不要养囊胚等，帮助患者消除疑虑，顺利度过试管婴儿过程中每一个重要阶段。

移植胚胎后，大部分孕妈会十分紧张，甚至担心自己走路、洗澡、搭乘飞机等会让宝宝"掉出来"。本书最后一部分逐一解答了这些疑惑，重点分享移植后可能出现的情况并提出了合理的应对策略，让准爸妈们可以沉着冷静地应对每一个重要的"小细节"。

本书还针对试管婴儿助孕过程中如何规避出生缺陷宝宝、胚胎停止发育等问题给患者进行了相关知识的科普，让患者正确面对这些问题。

希望本书为患者带来知识的同时，也带来信心和希望，早日圆父母梦。恳请广大读者朋友在阅读过程中不吝赐教，对我们的工作进行批评指正，以期再版时能进一步完善，更好地为大家服务。

本书编写组

2021 年 2 月 1 日

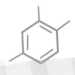

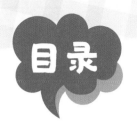

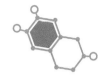

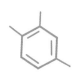

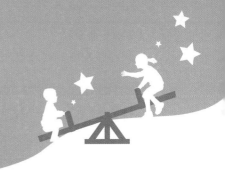

爸爸妈妈，你们准备好了吗

受孕是一个充满神奇的过程，这个过程需要男性有足够数量、活力强的精子；女性的卵巢能排出健康成熟的卵子；女性输卵管保持通畅，且能将受精卵输送到子宫腔；女性子宫内膜厚度合适，且没有凝血异常、免疫紊乱等影响受精卵着床的因素，换句话说，就是要有一个好的子宫内环境，能够为受精卵的着床和发育提供合适的"土壤"；夫妻性生活正常。上述任何环节出现问题都会导致无法受孕的情况发生。因此，如果夫妻双方受到不孕不育问题的困扰，需要双方一起共同努力，不要单纯地将责任推脱给彼此！

男方备孕常见问题

男性朋友要有足够数量的健康精子才能使女性成功受孕。根据 WHO《人类精液及精子-宫颈黏液相互作用实验室检验手册》第 5 版的标准来看，正常成年男子一次排出的精液量为 2 ~ 6ml、精子浓度 > 15×10^9/L、有活动能力的精子 ≥ 40%，或前向运动的精子 ≥ 32%、精子正常形态率 ≥ 4% 才算合格。

但是，也会遇到部分患者的精子数量和质量都没有达到上述标准，也能成功受孕的案例。所以，对于问题不严重的患者，也不要太顾虑自己精子的问题了。其实，WHO 对精子合格的标准是针对目前国际上大样本统计而提供的一个指导性意见。对于大

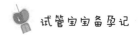

部分男性而言，如果存在精子数量不达标或者活动力较低的情况，理论上将会影响女性受孕。此外，还有部分患者随着年龄增大，精子质量也会明显下降，最常见的典型情况就是精子出现DNA碎片增多的现象，这也是导致胚胎停止发育和流产的重要因素之一。对于部分男性朋友而言，如果存在精子数量不达标或者精子质量偏差，甚至无精子的情况，要先查清楚原因，再进行针对性处理，才能收到较好的治疗效果。

读懂男性精液报告单

正常怀孕的前提是男方精子总数要至少达到 39×10^6 个，精子浓度要大于 15×10^9/L，而且前向运动的精子比例 ≥ 32%，或者前向运动精子的比例与非前向运动精子的比例之和 ≥ 40%，才能有足够数量的高质量精子游动到输卵管和卵子相遇，并发生受精。低于上述指标，可能导致女性无法正常受孕。对于部分患者，若有活力的精子 < 32%，但 ≥ 20%，提示为轻度弱精子症，可以通过人工授精或者第一代试管婴儿技术解决不育问题；若有活力的精子 < 20%，且 ≥ 10%，为中度弱精子症，可以通过人工授精或第一代试管婴儿技术解决不育问题；若有活力的精子 < 10%，且 ≥ 1%，为重度弱精子症，可以通过第一代试管婴儿技术或者第二代试管婴儿技术解决不育问题；若有活力的精子 < 1%，则提示为极重度弱精子症，建议通过第二代试管婴儿技术解决不育问题。

对于部分患者精子中畸形比例 ≥ 96%，提示存在畸形精子症。畸形精子症则需根据严重程度选择不同的助孕方式。3% ≤ 精子正常形态率 < 4%，为轻度畸形精子症；2% ≤ 精子正常形态率 < 3%，为中度畸形精子症，上述两种情况建议通过人工授

精或第一代试管婴儿技术解决不育问题；对于 1% ≤精子正常形态率 < 2%，为重度畸形精子症，建议选择第一代或者第二代试管婴儿技术解决不育问题；对于精子正常形态率 < 1% 者，为极重度畸形精子症，建议选择第二代试管婴儿技术解决不育问题。

畸形精子症与胎儿的畸形没有直接关系。胎儿畸形主要是遗传因素和环境因素共同导致的。

无精子症患者能有自己的宝宝吗

对于精液常规检查 3 次及以上并确诊为无精子症的患者，需要医生根据临床检查结果来查找无精子的原因。如果患者是输精管梗阻导致精子无法排出体外，可以进行输精管疏通，但是手术难度相对较大，此外，也可以采用睾丸穿刺或者附睾穿刺取精，如果能找到活动的精子，可以考虑采用卵胞浆内单精子显微注射技术，就是我们常说的第二代试管婴儿技术进行助孕。对于部分因感染腮腺炎合并睾丸炎的患者，可以考虑通过睾丸或者附睾穿刺确认是否有可能找到精子，如果能找到活动的精子，也可以通过第二代试管婴儿技术解决生育问题。

患者多次检查结果为无精子，需由男科医生根据患者的病史、临床指征、实验室外周血染色体核型分析、Y 染色体微缺失检测结果、性激素及有无精索静脉曲张等综合判断是否有穿刺取精的必要，如有可能获得精子，可以用自己的精子进行第二代试管婴儿助孕。非梗阻性无精子症，如因激素问题导致的无精子症，可以行激素治疗后检测有无精子，如检测到精子，可根据精子的数量和质量选择是通过第一代还是第二代试管婴儿技术助孕。对于睾丸活检、附睾穿刺及显微取精后均未找到活的精子，在夫妻双方知情同意的前提下，可通过使用精子库中提供的精子

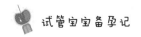

进行供精人工授精或供精试管婴儿助孕。精子库中精子的使用是合法的，但是需要在国家监管下，并符合一定的流程才能进行，目的是保障使用供精者夫妇双方的权益。

目前睾丸或者附睾穿刺手术是比较常见的门诊手术，手术损伤不大，如果患者无重大疾病或 / 和感染等问题，不必过分紧张。术前建议进行睾丸和阴部的清洗和消毒，且在穿刺前不要有夫妻性生活及其他排精活动，一般睾丸穿刺会在 5 ~ 10 分钟完成，术后会有一些疼痛，可以用镇痛药、止血药及抗炎药处理，术后 1 周内不建议沐浴。

部分患者通过穿刺或者显微取精仍然无法找到精子，这种情况一般建议考虑做供精人工授精或者供精试管婴儿助孕。很多供精者十分不理解为什么供精前还需要做一系列检查。其实做检查主要是考虑使供精者血型和接受供精的患者血型保持一致，避免出现孩子和父母血型不合等情况。另外，对于供精人群需要排除毒品滥用、具有严重遗传病及精神疾病等问题，避免因存在上述问题而对后代的生活等产生不良影响。

改善男性精子质量小窍门

可以在生活中积极改善生活习惯和生活方式来改善精子质量。

· 均衡膳食，合理搭配，补充优质蛋白，尽量不饮用咖啡、茶叶和碳酸饮料，戒烟戒酒等，提前补充叶酸、维生素及微量元素等，为精子生长提供营养物质。

· 养成良好规律的生活习惯，保证充足的睡眠，可以改善免疫力。

· 不随便服用药物，生病需在医生指导下合理用药。

· 避免接触大剂量放射线、电离辐射及有毒有害物质。
· 保持身心愉悦，适量运动，避免压力造成的身体功能紊乱。
· 不穿紧身衣裤，避免久坐，不蒸桑拿，不泡温泉，保持清洁卫生。
· 适度控制性生活次数，每周 3 ~ 4 次较好，性生活次数频繁会导致精子数量和质量下降，造成不育；反之，性生活时间间隔过长，会导致死亡精子数量过多。
· 注意性生活卫生。

女方备孕常见问题

　　女性朋友肩负孕育的重担，承受的压力也相对较大，影响受孕的因素也相对较多。

　　首先，女性朋友的卵巢每月能正常排出 1 ~ 2 个健康的成熟卵子，健康的成熟卵子是保证获得高质量胚胎的前提。对于部分年龄较大的女性患者而言，卵子数量少和卵子质量差是影响生育的拦路虎；而对于患有多囊卵巢综合征的女性朋友而言，卵子数量要比一般同龄的健康女性多一些，然而，这并不一定都是好事，卵子数量多，但可能存在不成熟卵子，甚至不排卵，或者是能正常排卵，但卵子成熟度不足等质量异常问题。质量不好的卵子是实现受孕最大的"敌人"。所以，存在以上问题的女性朋友要从各个方面努力来尽可能地改善卵子质量。

　　其次，女性朋友的输卵管通畅也是至关重要的。通畅的输卵管可以为成熟健康的卵子和精子的"约会"提供场所。输卵管靠近卵巢的一侧肩负着捡拾卵巢中排出的成熟卵子的任务，输卵管的壶腹部是卵子和精子"约会"的地方，当卵子和精子成功"约会"后会形成受精卵,之后在通畅的输卵管中胚胎再游到子宫腔内进行着床,真正实现受孕。因此,要完成这个过程,输卵管必须畅通无阻才行。虽然输卵管是沟通卵巢和子宫的一条道路,且这条道路比较狭窄,大概有一根面条般粗细,但是,其作用却十分强大,部分患者存在输卵管伞端膨胀,或者输卵管通而不畅,甚至是极度不通畅的问题,这都会导致卵子从卵巢出来后无法和精子相遇,自然受孕也就成了老大难的问题,甚至会出现宫外孕的情况。

正常的性生活是实现卵子和精子"喜结连理"的重要步骤。理论上讲,在女性排卵期进行性生活是精子和卵子相遇的最佳时机,这个是有科学依据的,比如说精子排出体外后,在女性生殖道内能存活的时间为 48~72 小时,而卵子排出后在女性体内存活时间大概也就 24 小时,如果不能在这个最佳的时机实现"约会",那么这个月精子和卵子怕是没有再遇见的可能了。因此,算准女性排卵期,在这个时间范围内进行性生活对受孕来说是十分必要的。那什么时间是排卵期呢?对于月经规律的女性,一般月经周期是 28 天,月经期为 7 天左右,女性排卵时间一般在下次月经来潮前 14 天左右,在排卵前后几天内进行性生活才有助于女性朋友受孕。此外,也可以结合性激素检测、女性基础体温变化及超声监测卵泡发育情况等辅助估计排卵时间。

当然,一般也不建议仅仅在女性排卵期间进行性生活,如果要在特定的时间点来完成这个任务,其实很多人会有心理压力,从而影响受孕。一般建议 1 周保持性生活 3~4 次为宜,过于频繁的性生活会导致双方身体过于疲惫,男方甚至出现前列腺炎等问题,同时因性生活次数过于频繁,会导致男方精子的数量过少,质量偏低,不能达到受孕要求,这也是导致不孕不育的重要原因。此外，有的患者长期不进行性生活，而是期望在排卵期通过积攒一定数量的精子来提高受孕的概率，其实，这个"养兵千日用兵一时"的想法是不可取的，毕竟库存太久的精子，很多会死掉，"老弱病残"的精子数量也会增加，这些因素反而会导致卵子不容易受精。另外，月经期性生活也是不可取的，当女性处于月经期，子宫内膜脱落，在这个时间段子宫内膜会将外来的细菌、病毒等作为重要的排斥对象，而如果这个时间精子也混了过来，自然也就作为潜在的敌人被清理掉。更严重的是，一旦精子被打上敌人的标签后，以后再过来，都被默认为是敌人，将被无情地处理掉，这也是导致部分患者一直无法受孕的原因之一，所以，女性经期不能同房。另外，女性经期同房也容易导致感染等问题的发生，一旦感染则可能引起宫腔粘连等，这些也是导致不孕的重要因素之一。

此外，还要有适当的内环境适合胚胎的着床。一旦精子和卵子实现相遇并"喜结连理"，剩下的事情就是形成的受精卵要寻找适合生长的地方了，它会在输卵管内发育成桑葚样的胚胎，借助于输卵管蠕动和输卵管管腔内表面纤毛的微微摆动到达子宫，最后在子宫腔内发育成囊胚，这个过程需要 3～4 天，也就是说大概在排卵 6～8 天后，胚胎会在子宫里找个适合"睡觉"的地方，一旦找到营养丰富且没有炎症等不良因素存在的地方，胚胎就要在新家里生根发芽了，然后继续发育成胎儿。胚胎要完成着床，就需要女性子宫能提供适合胚胎着床的子宫内膜环境，囊胚慢慢植入子宫内膜实现胚胎的着床。等胚胎和子宫内膜之间建立血液循环后，胚胎即可从子宫汲取营养，为胚胎发育提供丰富的营养物质，保证胚胎的正常发育，至足月分娩。受精卵发育和子宫内膜生长是同步进行的，如受精卵提前或推迟进入宫腔，这时的子宫内膜就不适合受精卵着床和继续发育，也就不可能怀孕。如果女性存在子宫畸形、子宫黏膜下肌瘤、子宫内膜息肉及子宫内膜复杂性增生等异常情况时，也会影响胚胎成功着床。对于很多存在子宫问题的女性，建议先进行治疗，才可能为宝宝的顺利入住提供好的场所。

一旦胚胎能在子宫这个新家找到合适的床位，就会不断生长了，而相对于母体来讲，胚胎是个"半外来户"，要真正认可这个"半外来户"，胚胎才会有继续生存下去的可能性。这不是母体想认可就认可那么简单，如果机体免疫系统把胚胎当作异物来处理就麻烦了，这样就会导致胚胎停止发育等情况的发生。

不孕？不育？别来烦我

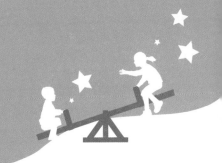

　　除了双方身体原因导致的无法自然受孕外，女性朋友 35 岁以后，尤其是过了 37 岁，生育能力会呈现直线下降的趋势，而 40 岁后女性逐渐进入围绝经期，受孕成功率显著下降。所以，很多备孕女性选择通过试管婴儿技术完成自己的心愿。

试管婴儿备孕大部分人做错了

　　试管婴儿技术是为了解决不孕不育问题而产生的新技术。试管婴儿是否要备孕？答案是肯定的。做了科学备孕后，精子和卵子质量都达到最佳状态，形成的胚胎质量也会比较好，从而孕育一个健康的宝宝。

　　试管婴儿只是辅助生殖助孕技术，如果男性朋友存在没有精子，或者女性朋友存在没有卵子的情况，只能选择用精子库中其他健康男性提供的精子或者其他女性在试管婴儿周期中捐赠的卵子进行试管婴儿助孕。

做试管婴儿备孕要注意这些

· **禁止吸烟或饮酒**：吸烟和饮酒会对男性精液量、精子密度和活力等造成有害影响，还能引起精子细胞膜的改变和精子 DNA 损伤、增加精子 DNA 碎片等；吸烟影响输卵管捡拾卵子及受

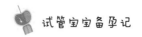

精卵的输送功能。

· **不要长期暴露于高热环境**：如蒸桑拿、长时间开车、久坐等都会造成睾丸处于温度偏高的环境，这不利于精子的生成，会导致精子质量降低等，甚至精子死亡。

· **避免摄入高剂量咖啡**：高剂量咖啡会妨碍卵子从卵巢顺利游到子宫。

· **禁用部分药物**：如磺胺类药、激素、镇静药、镇痛药、抗精神病药。

· **禁用润滑剂**：润滑剂能杀死精子。

· **控制体重**：目前常用体重指数（BMI）来衡量体重是否超标，中国女性 BMI 在 18.5～23.9 属于正常范围。

肥胖会影响女性促卵泡激素和黄体生成素的分泌、卵泡的募集和成熟，进而影响受孕。此外，肥胖患者体内胰岛素分泌过多，并产生过多的雄性激素，这些激素的改变会影响卵泡发育，甚至导致无排卵的发生。对于肥胖或超重的女性，即使是月经周期正常也会面临受孕困难的问题。肥胖本身与女性不孕的多种因素密切相关，如多囊卵巢综合征会引起女性痤疮、体毛过多、月经紊乱、闭经及不排卵等状况。

而对于体重过轻的患者，同样也是会引起促卵泡激素和黄体生成素水平的改变，引发月经失调、闭经甚至无排卵的发生，同时也可能增加不良妊娠风险，如死胎、早产，甚至是胎儿脊柱裂及内脏畸形等。

其实，体重问题不单单影响女性受孕，同时也是引起男性不育的重要原因之一。过度肥胖同样也会影响男性的激素水平和精子质量。因此，在备孕过程中，肥胖的男性和女性进行体重调整都是十分重要的。有研究发现，受不孕不育困扰的夫妻，其体重减少 5%～10%，其受孕的概率都会有所提升。

· **避免接触有害化学物质**：新装修过的房间中可能含有大量的甲醛或者其他有害有机溶剂；日用品，如指甲油、染发剂等，可能存在有害化学物质超标的问题；有些塑料中含有双酚 A（BPA）和邻苯二甲酸盐等化学物质，常见于耐磨的聚碳酸酯塑料水杯、一些罐头食品的蜡质涂层等；生活中常见的杀虫剂及其他有毒物质也要尽量避免接触。

· **避免饮食污染**：食用地沟油、过期的食物或者发霉的花生、农药污染的棉籽等压榨的油、各类不达标清洁剂等都会影响男性和女性的生育能力。

· **适度锻炼**：研究发现，剧烈运动对女性和男性的生育力都是有不利影响的，这主要由于剧烈运动会导致体内激素调节系统等所需能量的减少。一般认为，在备孕过程中，剧烈运动的时间越久，其备孕所需时间则相对较长，效果反而不好。而相对温和的运动则可以达到较好的备孕效果。因此，在运动的选择方面要注意质和量的关系，尽量选择比较柔和的运动取代部分剧烈的运动。如果在运动方面自己不好把握的话，可以到运动医学科寻求帮助。

一天运动量多少比较合适呢？正常情况下每天要运动 30～50 分钟比较好，一般可以选择慢跑、游泳、快走、瑜伽，或者跳健身操，最主要的是要选择自己喜欢的运动方式，这样才能坚持的时间更长久。备孕是夫妻双方的事，夫妻双方应一起参与到运动中，这样双方会同时受益，既可以提高卵子质量，也可以提高精子质量，自然胚胎的质量也会有很大的改善。值得注意的是，如果患者本身受到诸如高血压、糖尿病、关节损伤等问题的困扰，建议先咨询保健医生再制订一个适合自己的运动方案。

· **改善生活方式**：备孕夫妻应规律作息时间，以免引起内分泌失调。正常来讲，成年人的最佳睡眠时长为每晚 8 小时。睡眠不足会造成情绪喜怒无常、注意力无法集中、行动较为迟缓及心理压力排解能力的降低。而良好的睡眠习惯和高质量的睡眠对于提高免疫力、增强预防疾病的能力和调整生物钟都是很重要的，这有助于维持身心健康、缓解压力及调节机体性激素等内分泌的规律性。平时有些患者朋友因工作原因会日夜倒班，而这种昼夜节律的紊乱也会通过改变褪黑素（褪黑素是一种通常在夜间释放、有助于睡眠的激素）的分泌，进而影响睡眠质量和月经周期。此外，连续的睡眠缺乏会增加肥胖症、糖尿病及心血管疾病的发病风险，这些都是对生育不利的，而通过小憩等并不能解决睡眠不足带来的危害。

对于受到焦虑问题困扰的朋友，可以考虑通过按摩、瑜伽及冥想等缓解焦虑。将注意力进行转移是最好的解决办法，尽量不要去想那些带来压力的事情，比如"为什么别人容易备孕成功，我总是怀不上？"这只能使问题变得更糟糕。

冥想是个不错的选择，考虑让自己置身于一个优美的环境中，积极地调动嗅觉、视觉、听觉及触觉，去感受鸟鸣和水流的声音，并让自己的肌肉不断放松。

现在人们有很多来自工作和人际交往等方面的压力，这些都会影响睡眠。尽可能地把工作进行有序化安排，并分得清事情的主次和轻重缓急，尽量不要将工作和陪伴家人的时间混在一起，也要学会对一些额外的超过自己能力之外的工作说"不"。若是睡眠质量确实得不到改善，可以向医生求助，获得有效的帮助。

- **微量元素的补充**：可以补充叶酸和复合维生素等。适当补充叶酸，可预防胎儿神经管畸形。一般正常每天补 0.4mg 叶酸，如果存在不良孕产史可以每天补充 0.8mg 叶酸，对于存在严重神经管畸形不良孕产史的患者建议每天补充 5mg 叶酸，以提前预防神经管缺陷的发生。
- **夫妻性生活频率**：适度进行夫妻性生活，每周 3～4 次，避免经期性生活，以免产生生殖免疫抗体，从而导致不孕不育。
- **优生优育筛查**：孕前进行优生优育筛查，比如 TORCH 筛查、生殖免疫抗体的筛查、外周血染色体核型分析、女性卵巢功能评估及男性精子质量评估等。

不孕不育"专宠"两类人

多囊卵巢综合征患者

多囊卵巢综合征是引起育龄期女性不孕的重要内分泌异常疾病之一，占育龄女性的 6.5%～12.5%。女性内分泌失调是重要病因，其中较高水平的雄激素是多数多囊卵巢综合征患者的重要临床表现之一，同时可能伴随下丘脑 - 垂体 - 卵巢轴调节异常、高胰岛素血症、胰岛素抵抗、肾上腺内分泌功能异常等，上述内分泌异常可导致患者稀发排卵或无排卵，并出现卵巢多囊样改

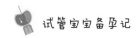

变，同时伴随有代谢异常。目前该病的病因尚不明确，其中遗传因素、环境因素、炎症因素及社会心理等均会影响该病的发生和进展。

目前国际上常用的多囊卵巢综合征的诊断标准为：如果患者存在月经不规律、闭经或无规律性的子宫出血、高雄激素的表现或高雄激素血症，以及超声下呈现卵巢多囊样改变，符合其中上述条件中的两项，并排除其他可能引起高雄激素和引起排卵异常的疾病后，即可诊断为多囊卵巢综合征。

多囊卵巢综合征患者的发病原因目前尚不清楚，而患者通过调整饮食结构和合理增加运动，可以有效减轻自身体重，从而降低雄激素水平、增加胰岛素敏感性、改善糖代谢及脂代谢异常等，同时有助于恢复排卵、提高药物敏感性等，也可有效改善患者的临床特征和妊娠结局。

所以，体重管理是多囊卵巢综合征患者的一线治疗方式。此外，通过调整饮食结构和饮食习惯、增强锻炼及行为干预等，可使治疗达到最佳效果。

饮食干预 主要是对多囊卵巢综合征患者饮食结构进行调整，控制总热量的摄入，可使高雄激素血症、胰岛素抵抗等情况得以改善。

运动干预 能够帮助患者减轻体重，控制胰岛素抵抗的发展，改善月经不调及不孕不育等症状，并降低心血管疾病的发生风险。

建议患者每周运动 5 次，运动总时间最少要维持 150 分钟，以全身性有氧运动为主，如健身操、慢跑等，高强度运动要以自身身体可以承受为主，建议心跳次数控制在 125 ~ 150 次 / 分钟。

行为疗法 对多囊卵巢综合征患者实施行为疗法，与患者进行积极的沟通，使患者能够对该种疾病树立正确的认知，并能够充分认识到生活方式和膳食结构的改变在其临床症状改善以及健康水平的提升中发挥的重要作用。同时患者要消除焦虑、恐惧等不良的心理情绪，摒弃以往生活中存在的不良生活习惯，并树立治愈疾病的信心，以积极的心态面对生活。

卵巢早衰患者

卵巢早衰指女性 40 岁之前出现卵巢储备的耗竭。如女性朋友 40 岁之前出现月经不规律，甚至是闭经的情况，同时会伴随有卵巢功能下降，甚至衰退，出现卵巢萎缩性持续性闭经和性器官萎缩，如子宫萎缩、阴道皱襞消失、外阴萎缩等。

区分卵巢早衰和卵巢功能下降

卵巢早衰具体诊断标准为：年龄 < 40 岁；闭经时间 ≥ 6 个月；两次（间隔 1 个月以上）血 FSH > 40mIU/ml。卵巢早衰患者如果有生育需求，可通过赠卵解决生育问题。

而卵巢功能下降指的是双侧卵巢中窦卵泡数 ≤ 6 个，或者促排取卵中获卵数 < 3 个，且基础 FSH > 10U/L，提示女性朋友卵巢功能有下降趋势，同时也会伴随月经失调及部分更年期的症状提前出现，但尚有一定的生育能力。

卵巢早衰的患者由于卵巢功能会呈现不断下降的趋势和激素分泌不足的情况，会出现眼睛干涩、肌肤老化、性欲降低、月经不规律、更年期提前、失眠、烦躁忧虑、异常潮热、紧张、多梦及情绪不稳定等一系列症状；此外，还会有乳房萎缩下垂、骨质疏松、关节痛、生殖器官炎症，严重时出现子宫下垂及尿失禁等生理性的改变。此外，也有患者出现性腺未发育或者发育不全，可直接导致部分患者原发性闭经等。

导致卵巢早衰的原因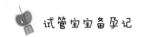

- 精神压力大：社会竞争力大导致女性精神压力过大，出现自主神经功能紊乱，进而影响内分泌系统，出现卵巢早衰，雌激素分泌减少。

- 不良生活方式：吸烟、酗酒等不良的生活方式也会影响女性内分泌系统，导致女性月经紊乱及卵巢早衰；而过度减肥也会因减少体内脂肪，从而影响体内雌激素的水平，引起月经紊乱，甚至出现闭经。除此之外，长时间毒性物质接触、久坐不动等均可造成女性内分泌紊乱，导致卵巢早衰。

- 全身性的免疫因素：如甲状腺炎等可合并卵巢早衰；存在抗卵巢的抗体，抗体与卵巢中的卵泡结合后会损伤卵泡导致卵巢早衰。

- 医源性卵巢早衰：比如在 40 岁以前切除双侧或一侧卵巢可造成卵巢等组织功能减退导致卵巢早衰；卵巢囊肿剔除等也会导致卵巢功能下降；此外，不规范的促排卵治疗也是导致卵巢早衰的医源性因素之一。

- 病毒感染可导致患者卵巢早衰：如单纯疱疹病毒、腮腺炎病毒等可引起卵巢炎症或免疫性卵巢损害，导致卵巢早衰。

· 遗传因素：如 X 染色体的异常也可能导致已形成的卵泡萎缩退化，出现卵巢早衰的症状。

· 部分原因不明的卵巢早衰：多发生在育龄期，临床表现为渐进性或进行性月经稀少，然后出现闭经并伴有潮热、烦躁等更年期症状，并出现内外生殖器官萎缩等症状。

如何预防卵巢早衰

饮食调整 坚持喝牛奶，多吃鱼虾、新鲜的水果和蔬菜及部分富含雌激素的食物，少吃油炸食品，避免过多饮用咖啡、浓茶及酒类制品。新鲜的蔬菜、水果、鱼虾以及牛奶等可为机体功能的维护提供充分的营养，保障神经细胞及卵巢细胞的营养供给。

生活习惯 保证充足的睡眠，一天 7 ~ 8 小时的睡眠可为机体恢复提供足够的时间；科学减肥，不可通过节食，甚至代餐来控制体重，建议通过饮食控制和体育锻炼来控制体重。

避免人工流产 平时做好避孕措施，避免人工流产造成卵巢功能下降和子宫内膜的损伤，导致卵巢早衰。

情绪调节 调节生活中各种生活压力带来的负面情绪，保持良好的心态。

关注月经周期和月经量，如遇到孕育困难情况及时到医院进行原因排查，发现问题及时治疗。

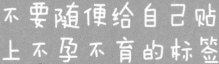
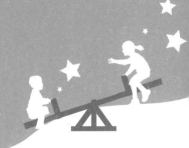

不要随便给自己贴上不孕不育的标签

一般情况，因女方因素导致的无法妊娠称为不孕症，因男方因素导致的无法妊娠称为不育症。如果夫妻双方从来没有过孕育称为原发性不孕不育，而对于夫妻曾经有过孕育或已经生育过后代，之后始终无法再受孕称为继发性不孕不育。其中导致继发性不孕不育的因素有很多，比如前面我们提到的生育需要的环节，其中任何一个环节出了问题都会造成不孕不育的发生。

如果育龄期男女双方具有正常性生活，性生活频率一周3～4次，且未采取避孕措施，1年内没有怀孕，就定义为不孕不育症。正常性生活条件下，85%的女性1年内会怀孕，而到了第2年，怀孕概率只会增加5%。上述数据提示，如果1年之内不怀孕，请及时到有资质的正规医院就诊。

对于年龄小于35岁的患者，一般建议在超过1年未孕的情况下及时就诊，而对于年龄在35岁以上的患者，如果不孕不育时间超过6个月，建议尽快到有资质医院的生殖中心就诊，查清楚不孕不育的原因，再做进一步的治疗。

若患者受到闭经、月经不规律、两次及以上胚胎停止发育、子宫内膜异位症、痛经、严重痤疮和多毛、盆腔炎症或异位妊娠及其他内分泌问题的困扰，需及时到有资质医院的生殖中心就诊。

去生殖中心做检查并非就是做试管婴儿，检查是找不孕不育的原因，如果找到原因且能治疗，通常还是建议患者进行治疗后自然受孕，对于实在无法实现自然受孕的患者，才建议进行试管婴儿助孕。

　　有很多患者一来就给医生诉苦，头胎备孕很顺利，要二胎就比登天还难，其实之前怀孕只能表明当时的身体状况在那个阶段是适合受孕的，而身体始终处于动态变化的过程，就如你昨天还好好的，今天突然感冒是一个道理。还有很多女性患者自身有潜在的炎症等问题，备孕阶段又会过度进补等，也会影响受孕。所以长久未孕的话建议抓紧时间到生殖中心查找不孕不育的原因。

不孕不育究竟是谁之过

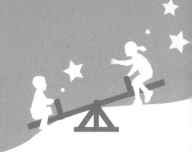

确保检查顺利，要做的检查有哪些

在试管婴儿助孕过程中，要对不孕不育因素进行排查，比如性激素水平、TORCH 感染、甲状腺功能等检查。女性朋友到医院就诊时，最好安排在月经来潮第 2～3 天到医院抽血，选择在 7:30～8:30 进行，最迟不宜超过 12:00。因为正常人血清物质水平的参考范围都是以早上 8 时左右为基线来进行定义。太早或太晚都会因为体内生理性内分泌激素的影响，使检测结果失真，不利于医生做出准确判断。在月经干净后进行白带常规检查、输卵管通畅度检查，如果有必要也可进行宫腹腔镜检查。

年龄偏大、卵巢功能差的患者，因检查项目较多，可随时就诊，并可在下次月经第 2 天再补做基础性激素等相关检查，以免错过用药时间要再等 1 个月，延误最佳治疗时机。

抽血前一天不要吃过于油腻、高蛋白食物，不饮酒，保持日常生活规律；抽血当日应空腹前往，抽血时尽量穿宽松的衣服，同时放松心情，避免因为害怕而造成的血管收缩，增加采血的困难度；现场抽完血后，用棉签或止血工具按压针孔部位以压迫止血，不要按揉针孔部位，以免造成皮下血肿；抽血后出现晕血症状，如头晕、眼花、乏力等应立即平卧，饮少量糖水，待症状缓解后再进行其他检查。

医生手把手教您抓住不孕不育的捣蛋鬼

什么样的白带常规检查结果是合格的

白带清洁度若是Ⅰ～Ⅱ度为正常白带，Ⅲ～Ⅳ度为异常白带，提示患有阴道炎症，可能为细菌性阴道病、霉菌性阴道炎或滴虫性阴道炎，同时可发现有关病原体感染。单纯清洁度改变常见于非特异性阴道炎，如常见的化脓性感染性阴道炎、嗜血杆菌性阴道炎、老年性或婴幼儿性阴道炎等。

白带白细胞增多则提示可能患有滴虫病或宫颈炎；若检测到线索细胞则提示可能患有细菌性阴道病；若检测到白色念珠菌则提示可能为真菌性阴道炎。正常阴道pH为酸性，如果有炎症，pH会升高。如果存在白带异常，临床医生会根据检查结果安排用药。

小·贴士

女性阴道支原体和衣原体感染概率比较高，需要根据是否有临床症状决定处理方案。

在生活中，如果发现感染可采取如下措施：注意安全性行为，做好防护措施；禁酒、不吃辛辣食物、多饮水；做好必要的隔离，浴巾、脸盆、浴缸、便器等分开使用及消毒；配偶或性伴侣应及时到医院做相关检查和治疗。

读懂性激素检查

基础性激素主要包括：基础促卵泡刺激素（FSH）、促黄体生成素（LH）及雌二醇（E_2）。除此之外，性激素检查也会包含催乳素（PRL）、睾酮（T）等。

检测时间： 通常在来月经的第 2 天或者第 3 天进行基础性激素的检测，对于月经周期稍长的患者，可以延长至月经周期的第 3~5 天。其中泌乳素检查时间不受月经周期限制。

结果解读： 如果基础 FSH/LH ≥ 3.6 提示卵巢功能下降，基础 LH/FSH > 2 提示多囊卵巢的可能。正常情况下孕酮（P）在月经第 2 天小于 0.5ng/ml，但在排卵后会增加到 3~5ng/ml。怀孕后，尤其是胚胎出现胎心后会增加到 25ng/ml 及以上。月经周期规律的女性，在月经周期 21 天左右检测孕酮，即黄体期检测孕酮，可以辅助判断是否排卵等。E_2 在正常情况下是小于 50pg/ml，但是部分人群因卵巢功能低下或卵泡生长过快会出现 E_2 增高的情况，需要结合其他激素水平来看。睾酮（T）一般可辅助判断是否存在多囊卵巢综合征等问题。hCG 一般是检测是否受孕，怀孕后会 ≥ 50IU/L。

小贴士

为避免影响基础性激素检测结果，检测前至少 1 个月内不能服用性激素类药物，雌孕激素治疗或促排卵治疗后复查除外。月经稀发及闭经者可在任意时间检测性激素，如尿妊娠试验阴性、阴道 B 超检查双侧卵巢无直径 > 10mm 的卵泡、子宫内厚度 < 5mm、雌激素水平 < 50pg/ml 可视为基础性激素状态。

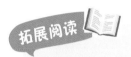

抗缪勒氏管激素是了解自己卵巢功能的一把利剑

抗缪勒氏管激素由卵巢内窦前卵泡和小窦卵泡分泌，不受月经周期影响，可在月经周期的任何时间检测，直接反映卵巢储备功能，与卵巢中窦卵泡消耗关系最为密切，且随着年龄增加不断下降。

一般抗缪勒氏管激素低于 1.1ng/ml 提示卵巢低反应，3.3～3.9ng/ml 提示卵巢高反应。多囊卵巢综合征患者一般抗缪勒氏管激素水平都比较高，但抗缪勒氏管激素水平高不一定就能确诊为多囊卵巢综合征。

完美解读 TORCH 筛查，警惕这些误区

TORCH 筛查包括：弓形虫（Toxoplasma gondii，toxo）、风疹病毒（Rubella virus，RV）、巨细胞病毒（Cytomegalovirus, CMV）、单纯疱疹病毒（Herpes simplex virus，HSV）、其他（Other；O）。

TORCH 感染可导致孕妈妈流产、早产、死胎等不良妊娠结局。

TORCH 感染检查结果解读

IgG	IgM	结果解读
IgG 阳性	IgM 阴性	曾经感染过这种病毒，或接种过疫苗，并且已产生免疫力，胎宝宝感染的可能性很小
IgG 阴性	IgM 阴性	易感人群。妊娠期最好重复进行 IgG 检查，观察是否阳转

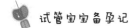

IgG	IgM	结果解读
IgG 阳性	IgM 阳性	可能为原发性感染或再感染。可通过 IgG 亲和试验加以鉴别
IgG 阴性	IgM 阳性	近期感染过，或为急性感染；也可能是其他干扰因素造成的 IgM 假阳性。需 2 周后复查，如 IgG 阳转，为急性感染，否则判断为假阳性

生活中如何预防 TORCH 感染

· 吃熟食、削皮的水果、洗净的蔬菜，避免与宠物及宠物粪便直接接触。

· 对易感人群应早期检查，早期诊断，及时治疗。

· 对风疹病毒抗体阴性的育龄女性可以接种风疹病毒疫苗，妊娠前 1 个月和妊娠期禁止接种。

· 妊娠早期确诊为原发感染或宫内感染，向孕妇告知感染对胎儿、新生儿的影响。

若在妊娠中晚期发生宫内感染或再感染者，可在严密监测下继续妊娠。

这些免疫抗体检测了吗

免疫因素是目前导致不孕不育和复发性流产的重要原因。免疫性不孕不育可分为原发性和诱发 / 继发性不孕不育。目前认为免疫紊乱和易感基因等是免疫性不孕不育的病因。而感染创伤和炎症反应是在原发性不孕基础上诱发免疫性不孕不育的因素。目前常见免疫性抗体有抗精子抗体、抗子宫内膜抗体、抗心磷脂抗体、抗卵巢抗体、抗透明带抗体、抗绒毛膜促性腺激素抗体及抗滋养层细胞膜抗体等。生殖免疫抗体的问题需要针对性的治疗。

女性朋友要知道的宫腔镜那些事

不是所有人群都需要进行宫腔镜检查。存在下述情况的朋友就需要考虑宫腔镜检查了，如 B 超提示疑有黏膜下子宫肌瘤、子宫内膜息肉、子宫畸形或宫腔粘连的患者；复发性流产且需了解自己宫腔和宫颈有无异常的患者；不规律子宫出血原因检查（需排除妊娠）；宫腔有异物的患者；需要进行输卵管通畅度检查的患者；存在反复胚胎着床失败等问题的患者。

为了确保手术安全，建议在宫腔镜手术前进行血常规、凝血时间、白带常规、传染病四项及心电图等检查。如果需要做无痛宫腔镜检查，除上述检查外，还要再到麻醉医生处进行手术前的麻醉评估。

宫腔造影前您必须知道的事情

· 宫腔造影的时间以月经干净后 3～7 天为宜，造影前需禁止性生活。月经不规律的患者可延迟到月经后第 10 天；闭经的患者可以随时检查，但须排除妊娠可能。

· 医生会询问您是否有过敏史；造影手术前，您须做碘过敏试验，参与皮试及造影的医务人员会准备好急救药品。

· 术前半小时肌肉注射阿托品，可以减少输卵管痉挛。

· 术前须排空膀胱。

· 产后、流产、刮宫术后 6 周内禁止行造影手术，否则易致油栓，或造成宫腔内感染。

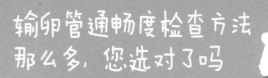

输卵管通畅度检查方法那么多，您选对了吗

输卵管不通或通而不畅是导致女性患者不孕的主要因素之一。输卵管通水、输卵管超声晶氧及输卵管造影等都是检查输卵管是否通畅的手段，但是各有优缺点。

输卵管通水：输卵管通水是通过一定装置将添加有抗生素的生理盐水注入子宫腔，药水经输卵管后到达盆腔。通常子宫容量为 5ml，如无阻力地顺利推注入全部 20ml 溶液，且放松针管后无液体回流入针筒，提示溶液已通过子宫腔和输卵管并进入腹腔，输卵管是通畅的；反之，如推注过程中阻力很大，且放松针管后有 10ml 以上的溶液回流入针筒，提示输卵管阻塞；如虽有阻力，但尚能注入大部液体，仅有少量回流，提示输卵管通而不畅。

该方法具有对设备要求低、操作简单、价格便宜等优点。但整个操作和诊断依赖于医生的经验，因此，结果具有较强的主观性，易造成假阴性和假阳性的诊断结果，且不能精确判断是双侧或者单侧输卵管通畅，如遇堵塞，无法确定堵塞位置。操作过程患者紧张容易影响检查结果。

超声晶氧检查：将超声检查、正性造影剂及超声晶氧相结合，通过观察造影后宫腔分离情况及盆腔是否出现积液、积液量是否增加等来间接判断输卵管是否通畅。然而，该技术难以直接观察液体在双侧输卵管内的流动情况。

输卵管造影术：通过导管向宫腔和输卵管注入造影剂，利用 X 线诊断仪进行 X 线透视和摄片，根据造影剂在输卵管及盆腔内的显影情况来了解子宫腔的大小、形态及位置，了解输卵管的形态，判断输卵管是否通畅，如有阻塞，可确定阻塞部位的一种检查方法。另外，输卵管造影术也可以用于判断子宫内膜情况和盆腔的结核病变情况等，输卵管造影术是目前诊断输卵管通畅性较可靠的方法之一。

宫腔镜/腹腔镜检查： 宫腔镜 / 腹腔镜下输卵管检查可以明确诊断疾病并且可行治疗，但是花费比较昂贵。

需进行输卵管通畅度检查人群

· 疑似输卵管阻塞的原发性或继发性不孕患者、输卵管轻度阻塞的患者。
· 需要检查输卵管造口术或粘连分离术后手术效果者。
· 输卵管结扎、堵塞等绝育术后，输卵管再通术后检查手术效果者。
· 有输卵管妊娠病史者。
· 既往有流产史者和腹腔手术史者，如流产和阑尾炎手术等。
· 有传染病的患者，如有结核等病史者。

磨人的子宫内膜问题

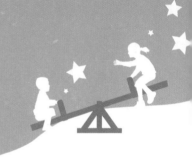

一般情况下，如果有子宫内膜异位症或者单纯性内膜增生、复杂性子宫内膜增生、不典型子宫内膜增生、内膜炎症及子宫内膜息肉都建议按照要求进行预处理后再进行胚胎移植，这也就是大家常说的土壤问题解决了，试管婴儿的成功率自然会有所提高。

对于患有子宫肌瘤的患者，一般要根据患者肌瘤的位置和大小进行判断是否要处理。正常情况下，因为黏膜下肌瘤的生长会影响宫腔的形态，对胚胎的着床不利，所以黏膜下肌瘤要处理。而对于浆膜下肌瘤和肌壁间肌瘤，肌瘤 < 4cm，对宫腔的形态影响不大，是不需要处理的。如果肌瘤 > 4cm 则建议处理后再受孕比较好，以免因肌瘤问题影响胚胎着床。

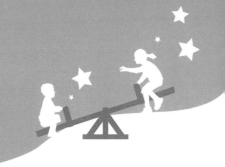

"洞穿"外周血染色体核型分析

对于受到胚胎停止发育和不孕不育困扰的患者，建议男女双方一起做外周血染色体核型分析检查，以确认胚胎停止发育和不孕不育是否因夫妻双方外周血染色体核型异常导致。外周血染色体核型分析检查不受时间限制，也无需空腹，直接抽血做检查即可。

建议检查人群

- 男性睾丸发育不全伴无精子症、少精子症、精子畸形率高和不育症患者。
- 不明原因的不孕不育患者。
- 两性内外生殖器畸形者。
- 有明显的智力发育不全、生长迟缓或伴有其他先天畸形者。
- 夫妇有一方有染色体异常者。
- 曾生育过染色体异常患儿的夫妇。
- 复发性流产、死胎或分娩畸形儿的夫妇。
- 女性卵巢发育不全伴原发性闭经和女性不孕症。
- 35 岁以上高龄孕妇。
- 继发性闭经患者。
- 有害物质接触史的人群。
- 孕期优生优育检查者。

了解这些，做试管婴儿检查少走弯路

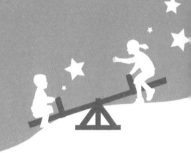

　　了解试管婴儿检查时间节点的前提是要了解女性的月经周期，一般女性月经周期为 28 天左右，前后增加或者缩短 7 天都属于正常情况。月经第一天到排卵前为卵泡期，下次月经来之前的第 14 天为排卵期，每个月经周期卵子存活 24 小时左右，而精子可以存活 48 ~ 72 小时。因此，女性最容易受孕的时间是排卵前后，排卵后至下次月经来之前这段时间为黄体期。可以通过排卵试纸、外周血激素水平检测、超声检查及内膜活检等来判断是否有排卵。

月经第 2 ~ 3 天进行基础性激素检查

　　根据月经第 2 ~ 3 天的基础性激素水平进行卵巢功能的判断，此外，月经期阴道超声检查可了解双侧卵巢窦卵泡的数目，可以辅助评估卵巢储备功能。

月经结束后 3 ~ 7 天（禁止性生活）

　　可进行输卵管通液、子宫和输卵管造影、宫腔镜 / 腹腔镜检查（根据情况判断）。

卵泡监测

从基础卵泡期至排卵期监测卵泡生长情况。

黄体功能测定

排卵后第 7 天或者月经规律者月经周期的第 21 天。

阴道分泌物检测

非月经期进行检查，帮助判断是否有细菌等感染，如有感染，需处理后再安排下一步治疗。

任意时间的检查项目

抗缪勒氏管激素（AMH）、心电图、甲状腺功能、肝脏和肾脏功能、血糖及血脂、血常规、血沉、凝血功能检查及血型、病原体检查（血清梅毒、TORCH、乙肝病毒、丙肝病毒、HIV、淋球菌）、白带常规（非月经期）、生殖免疫学检查（抗精子抗体、抗子宫内膜抗体及抗心磷脂抗体等）、外周血染色体核型分析及基因检测等。

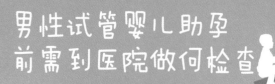

男性试管婴儿助孕前需到医院做何检查

一般男方检查项目相对比较简单，除精液分析和精子功能学检测外，还包括如下常规检查。

病原体检查：血清梅毒、TORCH、乙肝病毒、丙肝病毒、HIV、支原体、衣原体、淋球菌等。

生殖免疫学检查：抗精子抗体等。

生殖内分泌学检查：甲状腺功能和性激素检查等。

必要时进行肝肾功能、空腹血糖、外周血染色体核型分析和基因检测。

此外，特殊情况可以考虑进行睾丸或附睾活检、阴囊探查和输精管造影术以及尿液和前列腺液检查等。

人工授精和试管婴儿可以任意选吗

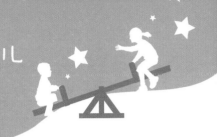

人工授精 VS 试管婴儿

很多不孕不育的夫妇在面对辅助生殖技术时往往就犯了愁，经常拿自己的情况和身边的朋友进行比较，会发现有的朋友被安排做人工授精，而自己却被安排做试管婴儿，心里会有很大的困惑。而通过了解人工授精和试管婴儿的小知识后，就会知道什么情况下需要人工授精，什么情况下需要做试管婴儿了。

人工授精和试管婴儿究竟该如何选呢？其实是有标准的。如果男方存在精子数量偏少、精子活力比较弱、精液液化异常以及性功能障碍，如勃起障碍、生殖器畸形等导致无法进行性生活；女方存在宫颈黏液分泌异常、生殖道畸形或者心理因素导致无法进行夫妻性生活，以及女方存在免疫问题或者目前科学水平尚不能找到原因的不孕症，如女方至少一侧输卵管通畅，可以考虑选择人工授精技术助孕。

而对于男方存在精子数量偏少、精子运动能力较差，达不到受孕要求，或者目前尚找不到导致男方不育的原因，或者女方存在输卵管因素导致的不孕、患有子宫内膜异位症、子宫腺肌症、存在免疫性问题、排卵困难或者排卵障碍等引发的不孕，如果在进行 2～3 次人工授精后仍然不能实现受孕的夫妇可以考虑选择试管婴儿助孕。

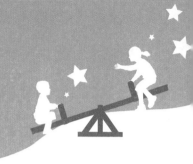

关于试管婴儿，
需要了解这些

做试管婴儿助孕人群有要求，看看您是否符合

有些不孕不育的朋友到医院检查，医生经过综合评估后不得不遗憾告知不能为其完成试管婴儿助孕，很多患者不解，"明明某某情况和我一样，就在你这做的试管婴儿，怎么到我就不行了？"患者往往情绪激动，这一激动难免会激化医患矛盾。

这里普及一下需进行试管婴儿助孕的患者夫妇必须具备以下条件。

· 女性卵巢内有一定数量的卵子储备，且能够发育成熟；男性具有一定数量的成熟精子，这是生育的硬性条件，说白了就是缺一不可。

· 女性拥有适宜胚胎着床的子宫条件，这个也不难理解，你想胚胎形成后他所居住的环境恶劣，肯定不想待着，难免就想着远航，可是胚胎要远航的结果不说想必大家也能猜到吧。

· 如果实在是精子数量少或没有精子，也别灰心，如果是少精子症或者弱精子症患者，可以考虑第二代试管婴儿技术助孕，而对于无精子症患者，且睾丸穿刺和睾丸显微取精无法得到活的精子时可以考虑采用供精试管婴儿助孕，我国有合法的精子库可供选择。对于存在卵巢早衰的女性，取不到可用的卵子，可以考虑通过赠卵解决没有卵子的问题。当然，对于需要供精或者赠卵助孕的人群国家有相关的规定，如果真的是万般无奈走到这一步，建议详细咨询相关政策和要求。

可以做试管婴儿助孕的人群

除了上述的必备因素，做试管婴儿的夫妇还需要满足下列条件。

- 女方存在因各种因素导致的卵子运输障碍情况，如患盆腔炎导致输卵管堵塞或积水、输卵管结核致子宫内膜异常、异位妊娠手术后引发输卵管堵塞、输卵管缺如、严重盆腔粘连或输卵管手术史等造成输卵管功能丧失者。
- 女方患有排卵障碍，经反复常规治疗后仍未获妊娠者。
- 女方患有子宫内膜异位症，经常规药物或手术治疗仍未获妊娠者。
- 男方少、弱、畸形精子症等，经宫腔内人工授精技术仍未获妊娠，或男方因素严重程度不适宜实施宫腔内人工授精者。
- 免疫性不孕，如男方精液或女方宫颈黏液内存在抗精子抗体者，反复经人工授精或其他常规治疗仍未获妊娠者。
- 有遗传性疾病需要做胚胎植入前遗传学筛查和诊断者。
- 其他问题，如卵泡不破裂综合征等。
- 不明原因的不孕不育，经人工授精3个周期及以上仍未获妊娠者。

对于这些人来说，试管婴儿不适合

虽然讲不适合的人群这个话题有些沉重，但根据国家《母婴保健法》规定，具有下述情况的患者是不可以做试管婴儿助孕的。

- 提供卵子和/或精子的任何一方患严重的精神疾病、泌尿生殖系统急性感染或性传播疾病。

· 提供卵子、精子的任何一方有过量酗酒、吸毒等不良嗜好者。

· 提供卵子、精子的任何一方接触一定致畸量的射线、毒物、药品并处于作用期者。

· 女方患有不宜生育的严重遗传性疾病、严重躯体疾病、精神心理障碍等。

· 接受卵子赠送的夫妇双方患生殖和泌尿系统急性感染、性传播疾病、有过量酗酒和吸毒等不良嗜好者。

· 女方子宫不具备妊娠功能，不能承受妊娠者。

· 患有《母婴保健法》规定的不宜生育，且目前无法进行产前诊断或胚胎植入前遗传学诊断的遗传病携带者。

如果十分不幸正中了其中的某一项，与其埋怨医生不通融，没有安排试管婴儿助孕，不如努力改变自身的一些不适合条件，而达到国家允许试管婴儿助孕的标准。

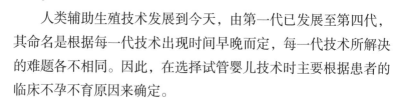

试管婴儿第几代不是想怎么选就怎么选

人类辅助生殖技术发展到今天，由第一代已发展至第四代，其命名是根据每一代技术出现时间早晚而定，每一代技术所解决的难题各不相同。因此，在选择试管婴儿技术时主要根据患者的临床不孕不育原因来确定。

第一代试管婴儿技术，是我们最常说的 IVF，主要针对解决女性患者存在输卵管堵塞、子宫内膜异位症及排卵障碍等引起的不孕问题，如果是这方面原因引起的不孕，可以选择第一代试管婴儿技术助孕。该技术是将男方取出的精子和女方取出的卵子在体外自然选择、结合及受精，胚胎培养 3～5 天后再移入女方子宫内。打个比方说，第一代试管婴儿好比卵子和精子之间是进行的"自由恋爱"，彼此选择最适合自己的配偶。

第二代试管婴儿技术，又称卵胞浆内单精子显微注射技术（ICSI）。该技术主要适用于严重少弱精子症和无精子症患者，如患者精液中无精子，但附睾或睾丸活检有精子，精子数量较少或质量差，达不到人工授精所需的量，就不能实现与卵子自然结合，导致患者夫妇无法受孕，可以考虑第二代试管婴儿助孕。针对男方精液中精子活力不足的问题，胚胎实验室专家则会选择活动能力较好、形态正常的精子，通过精密的仪器辅助将精子注入卵子胞浆内，以达到让卵子受精的目的。这成功解决了精子和卵子无法"自由恋爱"的问题，实现由"包办婚姻"来解决患者夫妇因男性少弱精子症问题导致的不育。考虑到该技术是通过显微注射的方式实现卵子和精子结合的目的，很多患者会担心该技术的安全性。其实，注射用显微针粗细仅约为卵子的1/30，且整个注射过程都是由经验丰富的胚胎学家进行操作，动作准确、轻柔。目前来看，ICSI技术已是主流的助孕方式之一，尚未见报道提示因该技术导致缺陷婴儿的诞生。

第三代试管婴儿技术，又称作植入前胚胎遗传学筛查/诊断技术（PGT技术），主要针对解决单基因遗传病、染色体疾病等遗传问题而开展的胚胎植入前筛查和诊断技术，如患者双方之一存在单基因遗传病或/和染色体疾病，需选择第三代试管婴儿助孕。第三代试管婴儿技术应用过程中卵子和精子受精的方式的选择可以参照第二代试管婴儿技术，与第二代试管婴儿技术不同的是，第三代试管婴儿技术需要在卵裂期（一般是胚胎培养的第3天）或囊胚期胚胎（胚胎培养的第5~7天）取1~3个细胞进行遗传学筛查，选择染色体数目正常或基因正常的胚胎进行移植，以达到生育一个无相关遗传疾病的宝宝。通常移植囊胚期胚胎，一定程度上可提高患者的受孕概率。但囊胚培养的过程会导

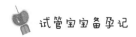

致部分质量较差的胚胎无法发育到囊胚阶段，存在可移植胚胎数量减少的风险。

第四代试管婴儿技术，又称 GVT 技术，是将女性患者卵细胞的细胞核取出，并移植到一位年轻、身体健康的女性无核卵子细胞浆中，形成一个新的、优质卵细胞。该技术可有效阻断患有线粒体疾病的母亲将线粒体疾病传递给下一代的风险，同时该技术也可以解决患者因年龄偏大或卵子质量差等导致卵子不受精和胚胎停止发育等问题。但第四代试管婴儿技术因存在伦理等问题，尚未在临床推广应用。

通过对不同试管婴儿技术相关适应证的了解，做第几代试管婴儿患者要有自己的初判断。此外，临床医生要为患者考虑更多的因素，包括临床医学指征和临床妊娠率等，临床医生会结合患者实际情况制订一个最适合的方案。

供精，拯救无精子症患者最后的稻草

如果男性在连续 3 次及以上精液分析，且进行离心后均未找到精子，则可以确诊为无精子症。无精子症是目前导致不育的主要原因之一。对于无精子症患者可以通过体格检查、性激素和 α 糖苷的测定、外周血染色体核型分析、Y 染色体 AZF 基因检测及超声检查等确定病因。对于梗阻性无精子症的患者，可以通过输精管疏通术治疗后获得精子。对于外周血染色体核型分析和 Y 染色体 AZF 基因检测结果正常，且男性附睾、睾丸检查结果提示可能存在精子，可考虑进行睾丸或附睾穿刺或显微取精。对于部分克氏综合征患者，可以考虑通过显微取精技术在睾丸中寻找成熟的精子，并进行第二代试管婴儿助孕。

对于部分患者经过上述检查仍无法找到成熟的精子，则建议患者通过采用人类精子库中的精子进行供精试管婴儿助孕。但需要注意的是，采用供精的患者，需签署供精的相关知情同意书，并遵守供精的相关原则和流程，了解相关的权利、义务及可能的社会影响等。因此，进行供精试管婴儿助孕前需要充分医患沟通，必须是在夫妻双方认可的前提才可做试管婴儿。

供卵，卵巢早衰妈妈心中的痛

供卵不像供精，供精是国家有精子库用于解决男性遗传学异常和无精子症患者的不育问题。而根据目前国家相关法律规定，供卵者只能是试管婴儿周期中卵子数较多的患者自愿捐赠多余的卵子，且供卵需遵循无偿的原则，且不能指定性供卵。

试管婴儿助孕所需证件，您准备好了吗

人工授精和试管婴儿助孕时，按照国家相关规定需要有夫妻双方的结婚证和身份证原件、复印件，并且到生殖中心签署法律允许范围内生育的承诺书即可。建档需要双方身份证、结婚证的原件和复印件；取卵日和胚胎移植日均需要出具相关证件的原件，目的都是要通过证件核实夫妻双方的身份，避免出现任何可能的差错。

试管婴儿助孕过程中如果双方证件存在问题，建议提前了解相关的政策和解决方案，减少试管婴儿助孕过程中的多次往返。

•身份证、结婚证的所用名字必须统一，证件号码必须一致。

- 身份证、结婚证名字不一致，请持本人的户口本到户口所在地派出所开具现用名和曾用名同属一个人的证明，并加盖户籍处公章。
- 身份证和结婚证的证件号码不一致，请到户口所在地派出所开具身份证和结婚证上两个号码同属于一人的证明，并加盖户籍处公章。
- 身份证过期或丢失，必须申请办理新的身份证；若短期之内不能办好新身份证者，请办理临时身份证，在新身份证办好后及时补交复印件。
- 结婚证丢失者，必须到当地民政局补办结婚证。
- 外籍人员需持相关国家的护照，并加盖有我国准入签章。

生殖中心那么多，我该如何选

　　选择哪家医院和生殖中心做试管婴儿使很多朋友犹豫不决，总是要通过各种渠道，如朋友介绍、病友建议、网络查询等来了解不同医院生殖中心的成功率和服务态度等，甚至考虑要不要到国外去做试管婴儿。在选择医院和生殖中心时考虑最多的是成功率，试管婴儿的成功率与女性的年龄、女性卵巢储备情况、不孕不育原因、胚胎质量及子宫内膜环境等都有着密切的关系。一般建议针对自己的情况进行病因学筛查，在明确原因之后再行针对性治疗会有最好的效果。很多患者选择到东南亚等国家进行试管婴儿，其实那边试管婴儿成功率高主要是进行第三代试管婴儿筛查，排除了部分质量稍差的胚胎和染色体异常的胚胎，目前国际上很多国家并不建议没有指征的胚胎植入前遗传学筛查。此外，部分国外医院，甚至是一些"地下工厂"总是以包生男孩、供卵、代孕及提供优质服务等条件吸引患者。其实，无医学指征的性别选择和代孕等都是国家法律所禁止的，既然不合法，患者的合法权益将不会有任何保障。此外，很多知名专家目前主要集中在国家认定的有资质的正规医院。因此，郑重建议患者还是到有资质的正规医院进行人工授精或试管婴儿助孕，正规医院在技术和质量等方面都有保障，患者的合法权益才能得到法律的保护。

试管婴儿的费用并非天价

一次试管婴儿费用在 1.5 万 ~ 3 万元不等。一般年龄较小、问题较少的患者，检查费用和治疗费用都较低，整体花费也偏低；而年龄偏大、问题较多的患者，整个治疗过程费用则偏高。此外，对于部分患者因存在染色体和基因异常等遗传学问题，需要进行胚胎植入前遗传性筛查或诊断，这也会大大增加试管婴儿的费用。试管婴儿的费用也因地域经济水平差异而有所不同，具体要咨询就诊医院。

什么季节做试管婴儿合适

试管婴儿是将精子和卵子取出体外，并在体外环境完成受精，至第 3 天形成卵裂期胚胎或第 5 天形成囊胚后，将胚胎在合适的时间点和合适的条件下移植到女性子宫腔。在体外培养的环境，如温度、湿度、氧分压、二氧化碳分压，甚至氮气压都是恒定在最适合胚胎生存的条件，因此，任何季节进行试管婴儿都是一样的。不同季节只是患者的饮食和生活习惯会有差异，对进行试管婴儿本身没有太大的影响。

一图让您了解试管婴儿的流程

夫妻双方提前到生殖中心分别挂号就诊进行病因学筛查，医生再根据检查结果确定病因、制订试管婴儿助孕方案，进而指导促排卵、取卵及移植。

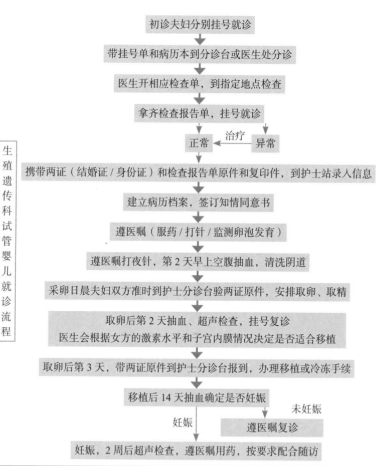

生殖遗传科试管婴儿就诊流程

初诊夫妇分别挂号就诊

带挂号单和病历本到分诊台或医生处分诊

医生开相应检查单，到指定地点检查

拿齐检查报告单，挂号就诊

正常　　治疗　异常

携带两证（结婚证/身份证）和检查报告单原件和复印件，到护士站录入信息

建立病历档案，签订知情同意书

遵医嘱（服药/打针/监测卵泡发育）

遵医嘱打夜针，第2天早上空腹抽血，清洗阴道

采卵日晨夫妇双方准时到护士分诊台验两证原件，安排取卵、取精

取卵后第2天抽血、超声检查，挂号复诊
医生会根据女方的激素水平和子宫内膜情况决定是否适合移植

取卵后第3天，带两证原件到护士分诊台报到，办理移植或冷冻手续

移植后14天抽血确定是否妊娠　　未妊娠

妊娠　　　遵医嘱复诊

妊娠，2周后超声检查，遵医嘱用药，按要求配合随访

注意：男女双方请分别挂号，当天就诊只需挂一次号（即当日看检查化验结果不需重新挂号），隔日就诊或看检查化验结果需重新挂号。

要签署的知情同意书

　　试管婴儿助孕过程中，也会存在各种异常情况的发生，因此，在试管助孕过程中，医生和护士会根据患者的情况进行沟通并要求患者签署相关知情同意书。

　　常见知情同意书如下：宫腔内人工授精知情同意书、体外受精 - 胚胎移植知情同意书、胚胎冷冻保存知情同意书、辅助孵化知情同意书、卵胞浆内单精子显微注射（ICSI）知情同意书、卵巢过度刺激综合征（OHSS）取消移植告知书、囊胚培养知情同意书、多胎妊娠减胎术知情同意书、附睾 / 睾丸活检 /PESA/TESA 知情同意书、精子冷冻保存及解冻知情同意书、宫腔镜手术知情同意书、输卵管检查知情同意书、放弃附睾 / 睾丸活检及卵胞浆内单精子显微注射授精（ICSI）知情同意书、未受精卵补行卵细胞浆内单精子显微注射知情同意书、卵子冷冻保存及解冻知情同意书、剩余精子 / 未受精卵子 / 剩余胚胎处理知情同意书、乙（丙）肝病毒携带者人工辅助助孕告知书、单胚胎移植知情同意书、随访同意书、经阴道 B 超引导下腹水穿刺知情同意书、经阴道 B 超引导下盆腔囊肿 / 主导卵泡穿刺知情同意书、供精知情同意书及第三代试管婴儿技术相关的知情同意书等。

辅助生殖促排卵
没您想得那么恐怖

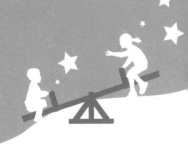

试管婴儿被很多不孕不育患者当作最后的救命稻草，因此，做试管婴儿的患者也基本都承受着较大的心理压力，这种焦虑的情绪会伴随在试管婴儿助孕的整个过程中，甚至延续整个孕期，这个期间的任何风吹草动都会给患者带来紧张和焦虑，这种焦虑会影响试管婴儿的成功率。因此，在做试管婴儿过程中务必要调整好心态。

首先，在心理上要有正确的认识，试管婴儿不是解决所有不孕不育的万能钥匙，只是来帮助不孕不育患者选择合适的医疗手段，规避导致不孕不育的因素，来解决不孕不育问题，这个过程比自然妊娠的概率要高，但也不是百分之百。

其次，要充分明白导致自己不孕不育的原因。提前做好专业的检查，系统全面了解自身情况后，确定要做的相关治疗，有问题及时和专业医生进行沟通，而非依赖道听途说的经验。

第三，在做试管婴儿前要做好充分的准备，主要是男女双方的身体和心理准备，提高卵子和精子质量，才能培养出好的胚胎，有了好的胚胎，再需要进一步为胚胎移植条件进行准备，如适合移植的子宫内膜和激素水平，这就是我们常说的土壤问题。另外，受到胚胎停止发育和胚胎反复不着床困扰的患者，建议在移植之前进行胚胎停止发育和反复不着床原因的筛查，如果有问题，需提前进行干预和治疗，做到知己知彼才能稳中取胜。

第四，要调整好心态，在对自己情况有了充分了解之后，自然心情就不会过于紧张和焦虑。对于部分仍然焦虑的患者，可以自己学会调节心情，疏导压力，如转移注意力，正常工作、生活、学习。

面对试管婴儿助孕的整个过程，需要患者和其家人共同努力，共渡难关，尤其是在整个助孕治疗过程中，丈夫要尽量多陪伴妻子，并给予其鼓励和支撑，共同为迎接宝宝的到来做出努力。

促排卵前女方的准备

警惕药物过敏和定期复诊

促排卵前需要根据医生的要求完善各种相关检查，遵从医嘱用药，如果存在药物过敏或者在用药过程中发现药物过敏，请及时和负责的医生进行沟通，并调整用药方案。促排卵过程一般需要 8～15 天，在此期间需遵医嘱定时回医院复诊，调整用药和按照要求进行下一步治疗。在用药过程中偶尔会出现口干、发热、困倦、恶心、乳房胀痛、下腹不适等症状，请不要过分担心，可持续观察，如情况严重则随时到医院复诊。同时，要放松心情，部分患者过度紧张也会导致出现不适等情况。

在促排药物注射过程中，要更换注射部位，以免固定部位注射出现肿块；在促排检查过程中，超声检查无需空腹，但要提前排空大小便等；此外，要确保整个治疗过程中联系方式通畅，方便医生随时能和患者取得联系，以免影响治疗。

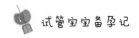

🧬 饮食和生活方式调整

在饮食和生活方面需要做好充分的准备，要注意营养的多样化，保证均衡的营养、充足的睡眠、规律的作息时间，避免熬夜，同时不要过度劳累、不要吸烟和酗酒、注意用药安全，不到人口相对密集的公共场所。尤其是促排过程中随着多个卵泡的同时发育，卵巢会出现增大现象，且随着女性卵泡数量的增多会更大、更明显。因此，在促排期间女性要避免剧烈运动、快速弯腰、快速起身及进行性生活等，以免发生卵巢扭转，虽然此情况的发生概率较低，但发生后是相当危险的，甚至可危及生命。

促排卵前男方的准备 🧪

男性需提前 3 个月建立健康的生活方式，要注意摄入营养的多样化，摄入充足的优质蛋白质等，为精子生成提供丰富的营养。保证充足的睡眠、规律的作息时间、避免熬夜，同时不要过度劳累、不要吸烟和酗酒、注意用药安全、远离有毒和强辐射的环境、避免高温桑拿、温泉浴，尽量避免长时间久坐，衣服要宽松，尽量不要穿过于紧身的衣物，为精子的发育提供良好的环境。同时，也要为女性取卵日的排精做准备，在促排卵期间禁止夫妻性生活等，要按照医嘱在适当的时候排精，以便取卵日获得高质量的精子。对于部分取精困难的患者，请提前和临床医生沟通，可以在取卵日提前安排穿刺取精。

治疗过程中的心理调整

在试管婴儿助孕过程中，经常是女方一个人来做检查和治疗，很少有老公陪着。建议大家在做试管婴儿前，要男女双方进行充分的沟通，双方父母方面要各自进行深入交流，不要有来自彼此之间和双方父母的精神压力和负担。尤其是进入试管婴儿治疗周期后，更是要家人共同努力，共渡难关。不要总是让妻子一个人检查，要有丈夫的陪伴和鼓励，尽量减少心理因素对试管婴儿成功率的影响。

切忌盲目用药

很多患者对试管婴儿不懂，又在各种患者交流群进行交流，甚至根据其他患者的情况指导自己用药，这是万万要不得的，毕竟每个患者情况不同，在用药和处理方案上存在很大差异，甚至是完全不同。因此，患者在整个试管婴儿治疗过程中要听从医生的安排，有什么问题要及时和负责自己的医生沟通。鉴于每种药物的使用都遵循严格的适应证和禁忌证，因此在药物使用方面，务必在专科医生的指导下进行，请勿擅自用药或者停药，尤其是擅自用药可能会带来严重的后果。若用药过程中出现任何不适，需及时告知主管医生。

由于在试管婴儿治疗期间会涉及多种药物同时使用，很多时候患者会经常混淆每种药的用药时间和剂量，建议患者在就诊时尽量要带好笔记本来记录每种药的服药时间、剂量及用药周期等，避免因用错药而影响试管婴儿的后续治疗环节。在试管婴儿治疗过程中一旦发现用错药，或者用错剂量、忘记服药等情况，

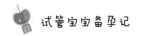

应及时和负责的临床医生进行沟通，尽快做出相应的补救措施，切勿自己根据网络提供的经验自己进行调整和安排用药。

另外，在整个治疗过程中不建议大家经常换医生，固定的医生一般会更好地了解患者的情况，毕竟换一个医生，患者和医生之间又要重新建立了解和信任，这个过程又会引起很多不必要的时间和精力的浪费。由于不建议常换医生，所以做试管婴儿前尽量充分了解您的就诊医生，毕竟目前试管婴儿技术还是相对比较成熟的，国内很多生殖中心的试管婴儿技术，甚至在国际上都享有很高的声誉，只是由于每个患者的情况不同，治疗方案上存在差异而已。因此，也不要盲目地选择到国外做试管婴儿，这样也只会增加往返、住宿及中介等费用。

试管婴儿促排卵误区知多少

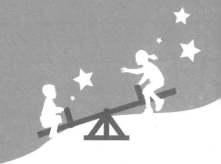

　　试管婴儿是解决不孕不育的有效手段，部分患者做一次试管婴儿就可怀单胎、双胎，甚至三胎，但是也有患者移植两次甚至多次才可能受孕。试管婴儿成功的前提是能够获得多个优质卵子，配成多个优质胚胎。

　　正常情况下，女性一个月经周期有多个小卵泡被募集和发育，但是一般仅有一个卵泡发育成熟并排卵，而其余的卵泡则会因机体内激素水平不够而导致不发育或者闭锁，被组织吸收，如果自然排卵周期不进行干预的话，每次只能取到 1~2 颗卵子，而且并不是每颗卵子都能正常受精并发育成优质胚胎。但若是根据患者的年龄、身高、体重以及卵巢储备等情况，进行合理用药，除了能让正常发育的卵泡长起来之外，还可以让那些可能闭锁或者将停止发育被吸收的卵泡成熟起来，这样就可以一次获得多个成熟的卵子，从而可培养出多个优质胚胎，后期一次移植 1~2 个优质胚胎或者囊胚，并将剩余的第 3 天的卵裂期胚胎或者第 5~6 天的囊胚在 −196℃ 的液氮中进行冷冻保存，如果下次还有做试管婴儿移植的需求，可以将冷冻保存的胚胎解冻后进行移植，从而有效提高试管婴儿的成功率，这样就不用反复地促排取卵，减少不必要的手术。

　　因为试管婴儿促排取卵过程仅仅是在合理用药的前提下，通过促排卵药物的使用可使得部分可能要闭锁或凋亡的卵泡正常发育到成熟阶段，是一个将要消耗的卵子充分利用的过程，因此，

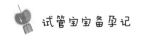

不会导致女性卵子过度消耗，从这个角度来讲，不要担心因试管婴儿促排卵会导致女性卵巢早衰。

在试管婴儿助孕过程中，促排卵是至关重要的一步，试管婴儿促排过程中常会用到枸橼酸氯米芬、来曲唑、他莫昔芬等口服类的药物，果纳芬、重组促卵泡素β注射液、注射用尿促卵泡激素、绝经期促性腺激素、注射用高纯度尿促性素等注射类药物。很多患者可能会在网上查资料发现，上述很多药物都是激素类药物，于是都很担心激素类药物的大量使用会不会导致药物依赖、对身体有没有什么损害等。

促排卵常用的激素类药物有枸橼酸氯米芬、尿促性素等。每每患者提及激素时会有"谈虎色变"的感觉，其实常用的这些激素类药物都是体内广泛存在的，或者是相关激素的类似物，合理规范使用激素类药物是没有太大潜在风险的。

激素的使用并不可怕，可怕的是很多患者和非专业医生通过在互联网上查询相关促排卵药物信息，并购买相关的药物进行促排卵，甚至有部分患者为了生双胎也开始服用促排卵药物。其实很多情况下这种非专业性的使用促排卵药物是很危险的，一方面是对药物的成分不清楚，另一方面是很多促排药物多属于激素类，而激素类药物的使用都有一定的适应证和禁忌证，在非专业医生指导下用药会存在各种风险，如出现卵巢囊肿、卵巢过度刺激综合征、电解质紊乱及多胎妊娠等并发症，严重时会引起肾衰竭、胸腹水，甚至休克，危及患者的生命。因此，郑重建议患者朋友，如果有助孕需求，请到专业的、有资质的正规医院进行治疗。

促排卵药物一般会存在一定的副作用，促排卵会导致患者体内雌激素水平高于生理水平，由于促排卵过程中会同时有多个卵泡发育并成熟，而促排卵药影响了雌激素对下丘脑的反馈，导致身体出现高雌激素的情况，这种情况可能造成内分泌紊乱、卵巢过度刺激综合征、电解质失衡、盆腔和腹腔积液甚至是血栓形成，此外，还会加速乳腺肿瘤、卵巢囊肿或者子宫肌瘤的生长，容易增加妊娠高血压综合征、早产、流产的概率。一旦患者存在不明原因的异常阴道出血、卵巢囊肿、垂体和肾上腺功能不全、甲状腺功能不全等情况，则不可以使用促性腺激素。

　　前面我们也提及试管婴儿促排卵只是使可能要闭锁或者凋亡的卵泡在激素的作用下进一步发育并成熟的过程，因此，合理、合规地使用促排卵药物不会导致卵巢早衰和更年期过早的到来，但是，乱用促排卵药物则会有引起卵巢早衰和更年期提前的可能。促排过程中，部分患者会出现头晕等不适症状，请及时和负责的临床医生沟通，调整用药。

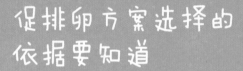

促排卵方案选择的依据要知道

一般情况下，对于部分排卵障碍希望通过用药物促使排卵并指导备孕的患者、黄体功能不足导致排卵异常的患者、部分不明原因导致的不孕不育并需要试管婴儿助孕的患者可以考虑通过促排卵解决不排卵的问题。

在进行促排卵之前，医生会综合评估患者的年龄、卵巢储备功能、体重指数（BMI）、AMH、基础 FSH/LH、基础 E_2、双侧卵巢大小、窦卵泡数（AFC）、既往促排卵治疗卵巢反应性及盆腔卵巢手术史等，然后根据患者的具体情况制订促排方案，以确保一次获得多个高质量的卵子，从而提高试管婴儿的成功率。因此，在门诊过程中很多患者在和其他病友交流过程中发现各自采用的促排卵方案差异很大，就会提出质疑，是不是自身的促排卵方案不好，其实目前的促排卵方案没有哪个方案是最好的，只有最适合的。

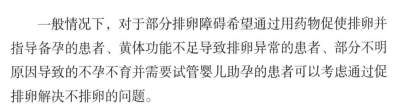

促排卵之前先降调节

在促排卵前会对部分患者进行降调节，那么什么是降调节？哪些人需要做降调节？降调节有哪些禁忌证？

促排卵过程其实是影响"下丘脑－垂体－卵巢"轴的激素调节反应。其中下丘脑分泌的促性腺激素（GnRH）可分为激动剂和拮抗剂，其中促性腺激素释放激素类似物激动剂（GnRH-a）

是临床常用的降调节药物。它们作用于垂体产生促性腺激素；而垂体分泌的促性腺激素包括促卵泡素、黄体生成素和泌乳素；注射用重组人促卵泡激素、重组促卵泡素 β 注射液、注射用尿促卵泡素、注射用高纯度尿促性素、注射用尿促性素等，它们作用于卵巢上的卵泡，促进其生长发育；卵巢卵泡分泌雌激素和孕激素，还有少量雄激素，卵泡还分泌抗缪勒管激素、抑制素、启动素等。而促排卵的原理就是根据这个轴的基础设计的。

　　一般情况下，女性月经周期受到下丘脑 – 垂体 – 卵巢轴控制，每个月可以排出一个成熟卵子。为了保障试管婴儿成功率，试管婴儿助孕过程中需要取到多个卵子，因此，会使用促排药物使多个卵泡同时生长发育。但这样就会扰乱女性自身的调控机制，导致排卵异常。促排前降调节则是避免患者自身排卵，同时促进多个卵子同步发育，从而在可控时间内有效获取卵子。

　　很多患者朋友会问到降调节是否会影响女性月经周期？其实降调节后是否会来月经也要取决于治疗方案和个体差异。

　　一般来讲，长方案对月经周期的影响相对较小，多数会正常来月经，但是也有部分患者会出现月经紊乱的状况，如偶尔月经推迟等，不要太担心，耐心等待几天就会来月经了，但是也偶有患者因降调节后会出现激素水平偏低，导致月经期过度延长，且会淋漓不尽或者月经回潮等现象，这种情况也不要担心，一般促排卵开始一周后会正常。

　　而超长方案第一次降调节后月经紊乱和长方案相似，第二次降调节后会出现不来月经的情况，不要担心，按照医生要求的时间复诊即可。

　　此外，对于部分存在子宫内膜异位症、子宫腺肌症、卵巢囊肿的患者，在移植前也可以通过降调节来改善子宫内膜的容

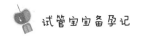

受性。

在降调节过程中也会有些"意外"发生，比如降调节过程中突然发现怀孕，这种情况下宝宝是否能要的问题也是试管婴儿助孕过程中常遇到的。降调节过程中突然怀孕，其实有两种可能，一是降调节之前就已经怀孕，因为部分降调节安排在黄体中期，而这个阶段很可能因处于早孕期，激素水平相对很低，而验孕未检测到 hCG 的表达。还有一种可能，降调节的促性腺激素释放激素激动剂可以促进促卵泡生成素和促黄体生成素的分泌，诱发排卵，并可促进精子和卵子的受精及早期胚胎的发育，同时，升高的促黄体生成素可以促进孕激素的分泌，有利于胚胎着床。另外，在降调节期间，患者情绪会相对放松，所以怀孕的概率也会有所提高。因此，为了避免上述情况的发生，建议在试管婴儿降调节前进行避孕。对于降调节期间受孕的女性，正常做好孕期各项产检即可。

怀孕后很多患者都担心降调节药物会不会导致胎儿的畸形，其实使用降调节药物的时间是在排卵后的 6～7 天，而排卵后的 2 周内胚胎尚未和母体形成血供，药物影响是全和无的关系，即胚胎受到药物影响而死亡，或者没有任何影响，因此，这段时间的用药对宝宝的影响相对比较小，也不要太担心宝宝因降调节药物使用而发生致畸的问题。但是，由于使用了降调节药物，会使得黄体期缩短，造成孕激素分泌不足，难以维持妊娠，可能会引起流产，因此，需要用黄体支持药物来保胎。

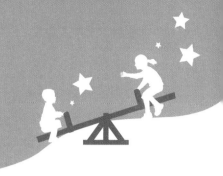

促排卵药物全了解

常用促排卵药物大盘点

促排卵药物的使用主要也是围绕着女性生殖内分泌轴，即下丘脑 - 垂体 - 卵巢轴的功能来调整女性内分泌，进而达到调整女性排卵、控制排卵的目的。目前常用的促排卵药物主要有枸橼酸氯米芬、来曲唑、雌孕激素、人绒毛膜促性腺激素、黄体生成素释放激素、溴隐亭及二甲双胍等。

枸橼酸氯米芬（克罗米芬，CC）： 属于人工合成的非甾体药物，主要通过竞争性和下丘脑雌激素受体结合来干扰机体本身雌激素的作用，使黄体生成素和促卵泡生成素分泌量增加，达到促进卵泡发育的目的。因此，作为排卵功能障碍的多囊卵巢综合征患者的一线药物。但克罗米芬和雌激素一同使用，会存在抑制子宫内膜生长的作用。

在使用克罗米芬促排的过程中，一般是月经第 2～6 天开始使用，起始剂量为每天 50mg，连用 5 天，在卵巢无反应的情况下，于下次月经周期的第 2～6 天再考虑增加克罗米芬的用量到每天 100mg，但是每天最大剂量不可超过 150mg。在促排卵过程中如果存在 3～6 个月仍然无法受孕的情况，建议进一步排查原因，并调整用药，如考虑增加外源性促性腺激素、二甲双胍或低剂量糖皮质激素来诱发排卵。

来曲唑（LE）： 是芳香化酶抑制剂，可通过阻断途径抑制雌激素生成，解除雌激素对下丘脑 - 垂体 - 卵巢轴的负反馈抑制作用，增加促性腺激素的量，从而促进卵泡发育。此外，来曲唑可阻断雄激素转化为雌激素，增加机体雄激素的积累，增强促卵泡激素受体及表达来促进卵泡发育。目前已成为多囊卵巢综合征患者和不明原因不孕患者促排卵的有效药物之一，且效果优于克罗米芬。

使用来曲唑促排卵时，一般于月经开始的第 2～6 天使用，起始剂量为每天 2.5mg，连用 5 天，在卵巢无反应的情况下，于下次月经周期的第 2～6 天再考虑增加来曲唑的用量到每天 5mg，但每天最大剂量不超过 7.5mg。如果存在前一个周期诱发排卵失败，可以考虑增加促性腺激素，以达到促排效果。

促性腺激素：下丘脑 - 垂体中枢排卵障碍患者的首选用药，同时对于克罗米芬抵抗的多囊卵巢综合征患者以及黄体功能不足、排卵不良的患者也可以通过促性腺激素进行促排卵。

对于门诊促排卵患者尤其要注意的是，当一次促排卵有 3 个及以上直径 ≥ 14mm 的卵泡时则建议取消本促排卵周期，以免出现多胎妊娠的风险、卵巢过度刺激综合征等情况。

促性腺激素释放激素：多用脉冲皮下注射或静脉给药，适用于下丘脑性闭经。

促排卵的辅助用药：口服避孕药、溴隐亭等。其中口服避孕药主要用于调整月经周期，保护内膜并为选择促排卵开始的时间做准备。溴隐亭主要用于治疗高泌乳素血症，一般要经过多次检测确认是否存在高泌乳素血症，且排除其他可能引起泌乳素升高的情况时方可用溴隐亭进行治疗，一般每天服药 2 次，每次 1.25mg（半片），餐中进服，若连服 3 天无不适症状，可增加剂量为 2.5mg，每天 2 次，后根据血泌乳素下降情况调整用药。

目前试管婴儿促排卵用药国产药和进口药的种类都比较多，患者也不知道用国产药还是进口药好。其实，不同的患者对药物的反应性不同，有的对国产药敏感，有的对进口药敏感，因此，在试管婴儿促排卵药物选择上并没有绝对的好坏之分，而是适合自己的才是最好的。另外，医生会结合检查结果综合评估后安排患者合理用药。在药物使用过程中请务必遵医嘱用药，不要将自己和其他患者朋友的情况进行比较后私自加药或者私自停药，毕竟每个患者的情况千差万别，不能照搬。

促排卵药物的禁区千万不要踩

对于存在稀发排卵或者不排卵的不孕症、卵泡发育不良、多囊卵巢综合征等导致的排卵障碍患者，以及存在黄体功能不足或部分不明原因的不孕患者可以考虑进行促排卵治疗。

根据人类辅助生殖国家行业规范，对于存在严重精神类疾病的患者，泌尿生殖系统急性感染者，性传播疾病患者，毒品滥用者，致畸量的射线、毒物、药品接触并处于作用期者，子宫不具备妊娠条件者或者患有严重全身性疾病而不能承受妊娠者，男方无精子或者暂时不能提供精液标本者，女方存在性质不明的卵巢囊肿、肿瘤和其他雌激素依赖性恶性肿瘤患者等均不建议进行促排卵助孕。

了解促排卵药物的存储与管理心不慌

在试管婴儿助孕过程中，会用到一系列药物，不同药物有不同的存储条件，一般药物均遵循避光、干燥、低温、阴凉、密闭

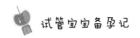

条件下保存。也有部分药物的存储有较高的要求，如冷藏（2～8℃）或冷冻（-20℃），如存储条件不当，往往会导致药物失效，达不到治疗效果。患者需从医院带回家的部分药品，尤其要注意运输过程中药物的保存条件。

常温存储的药品：黄体酮注射液、黄体酮软胶囊（安琪坦）、地屈孕酮片（达芙通）、雌二醇片/雌二醇地屈孕酮片（芬吗通）、戊酸雌二醇片（补佳乐）、复方多维元素片（玛特纳）、复合多维元素片（爱乐维）及左甲状腺素钠片（优甲乐）等可以常温存储。

需冷藏的药品：注射用尿促卵泡素（丽申宝）、注射用尿促性素（乐宝得）、注射用重组人促黄体激素α（乐芮）、注射用重组人促卵泡激素（果纳芬）、醋酸曲普瑞林注射液（达必佳）、重组促卵泡素β注射液（普丽康）、注射用重组人生长激素（安苏萌）、注射用重组人绒促性素（艾泽）、注射用醋酸西曲瑞克（思则凯）、重组人促卵泡激素注射液（果纳芬笔）及注射用重组人生长激素（赛增）等则需要2～8℃冷藏保存。特别需要提醒的是要求冷藏的药品一旦被冷冻处理后建议找临床医生重新开药。

室温或冷藏均可：雌二醇凝胶（爱斯妥）、注射用绒促性素（hCG）、黄体酮缓释凝胶（雪诺酮）及依诺肝素钠注射液（克赛）在室温或冷藏条件保存均可。

对于其他未提及的药物存储，需要根据药物使用说明上的存储条件进行存储，以确保药物的疗效。

不一样的烟火之个性
促排卵方案的选择

在生殖门诊中，常会遇到患者问"我和她都是不孕患者，为什么治疗方案大不相同呢？""我可不可以用我朋友前次促排用的方案？"促排卵方案的选择是目前决定做试管婴儿的患者最为关注的话题。其实每个方案的选择主要依据患者的年龄、卵巢储备功能、是否存在生殖相关疾病（如子宫内膜异位症、子宫腺肌症等）、BMI、AMH、基础 FSH/LH、基础 E_2、双侧卵巢窦卵泡数目、既往促排卵治疗卵巢反应性及盆腔卵巢手术史等来综合评估卵巢储备功能是否正常，从而选择合适的促排卵方案。目前常用的促排卵方案有长方案、短方案、拮抗剂方案、超短方案、超长方案、黄体期促排方案及自然周期方案等。

长方案： 又称黄体中期长方案，是目前使用较多、效果较好、成功率也比较高的经典促排方案。长方案主要适合年龄较小，且卵巢储备功能正常者。

该方案是从患者月经周期的第 21 天或排卵后 7 天开始使用垂体降调节的药物进行降调节，在进行 14 天的降调节后，结合超声检查以及 FSH、LH、E_2 等激素水平评估降调效果，当达到降调节标准时，再使用药物进行促排卵。其中促排卵药物的起始剂量主要根据患者的双侧窦卵泡数目和患者的体重进行计算，开始每日注射促性腺激素（Gn），后期根据 E_2 的水平调整用药，当有 2 个卵泡直径达 18mm、3 个卵泡直径达 17mm 或 4 个卵泡直径达 16mm 时停用促性腺激素，并于当晚注射 hCG 5000 ～

10000U，34～38 小时后取卵。然而，卵泡达到多大或达到什么比例可以取卵，目前并没有定论，临床医生根据以往的经验和患者情况确定合适的取卵时机。如患者本身无过度刺激反应且激素水平也正常，可于取卵后 3 天或者取卵后 5 天进行卵裂期胚胎或者囊胚的移植。移植后进行黄体支持等。

长方案的特点是可控制性好，获得卵泡大小的均一性及成熟度都比较好，取到的高质量卵子较多，而且移植成功率较高。

超长方案： 是在促排卵治疗前先用长效促性腺激素释放激素（GnRH）激动剂一至数月，待各项指标达到促排标准后才开始促排卵，该方案的促排时间较传统长方案更长，故称之为超长方案。

一般在来月经的第 2～3 天，结合患者的 B 超检查结果和合并疾病状况给予长效曲普瑞林（GnRH-a 等）1～3 个周期，超长方案的主要目的是使得垂体降调节，通俗点讲就是使垂体脱敏，处于休眠状态，不再干扰后续的促排。在最后一次 GnRH-a 用药 30～40 天后进行 B 超和激素检查，评估降调节效果，如达到要求，开始促排卵给药，至卵泡生长发育至成熟时，即有大部分卵泡发育达到 17mm 以上时，用绒促性素扳机，34～38 小时后取卵。子宫内膜异位症在女性人群中发病率约 10%，占不孕女性的 20%～30%。考虑到超长方案可以较好地抑制子宫内膜异位症患者体内的异位病灶，控制盆腔的炎症反应，因此，对于上述患者采用超长方案可以获得较高的临床妊娠率，有效改善其助孕结局。除此之外，超长方案也用于子宫腺肌症患者、多囊卵巢综合征患者、高 LH 血症患者及反复种植失败的患者。

短方案： 短方案是在月经周期的第 2 天开始用促排卵药物，卵泡成熟后取卵的一种促排方案，整个从促排到取卵时间相对较短，从时间层面来看，这个促排方案确实节省了时间，因此，称作短方案。

短方案的特点是刺激作用较强，可强化卵泡募集的数量。对于原始卵泡较少的患者来说，多募集一个卵泡，就多一分妊娠的希望。因此，对于部分年龄稍大，如35岁以上、卵巢储备功能较差者，基础窦卵泡数少于5个，这类患者就不适合用长方案，可以选用短方案。短方案相对比较简单灵活，但是，短方案也存在促排卵周期中卵泡发育和内膜同步性稍差等问题。

超短方案： 对于卵巢质量更差的患者，如年龄偏大、血FSH > 10U/L、窦卵泡数量 3 ~ 5 个的患者，或者既往超促反应不良者可以选择超短方案，于月经第 2 天开始使用短效 GnRH-a，每日皮下注射，共使用 2 ~ 3 天，月经第 3 天开始使用促性腺激素直至注射 hCG 日，34 ~ 38 小时后取卵。

拮抗剂方案： 对于年龄大或卵巢功能差的患者除了上述方案，也可以选择拮抗剂方案。该方案是目前针对多囊卵巢综合征患者、卵巢功能低下者、前次促排卵反应不良患者的一种较灵活的方案。持续时间与短方案相似，从月经周期第 2 天或第 3 天开始用促性腺激素，在卵泡长大到 14mm 左右时或雌激素明显上升时，同时使用拮抗剂；或者促性腺激素用 5 天后同时使用拮抗剂至夜针日。另外，值得注意的是，在使用拮抗剂方案时，拮抗剂的使用时机目前尚无定论，不同的生殖中心有着不同的经验，并且每个人的情况不同，加拮抗剂的时机也会存在差异。

微刺激方案： 是用小剂量药物结合温和的促排手段，该方案较长方案和短方案用药量少、刺激小、治疗花费少，对卵巢的刺激力度小，不易发生卵巢过度刺激等并发症，且胚胎质量好，可以在取卵后的第 3 天或者第 5 天进行胚胎移植。

微刺激方案通常从月经周期第 2 天或第 3 天开始口服克罗米

芬或来曲唑，或第 5 天用促性腺激素至夜针日。该方案主要是针对激素水平正常，可于取卵后 3 天或者取卵后 5 天进行卵裂期胚胎或者囊胚的移植，移植后进行黄体支持和保胎。但是该方案存在每次获卵数少的情况，并不是适合所有患者，临床上多用于高龄和卵巢功能减退的患者。

自然周期方案：顾名思义就是不使用任何药物刺激卵泡发育及诱导排卵，只是定期在 B 超的辅助检查下对卵泡发育情况进行多次的严密监测，同时结合动态的激素水平监测和排卵监测，根据超声检查和激素检测结果判定卵泡发育程度，并安排合适的取卵时间。

该方案可以很好地反映自然状态下卵子质量，具有不使用促排药物、治疗费用相对较低等优势。但是也存在可能因取卵手术时间不容易把握，取不到卵子，或者卵子不成熟或过熟等情况，也可能因单个卵子不受精或受精异常导致无胚胎可移植情况的发生。

除了上述传统的常用方案外，还有改良长方案、促性腺激素用药方案等。

有了上述促排方案的解释，相信大家对试管婴儿的促排方案已经有了简单的了解。如何选择试管婴儿的促排卵方案，关键是要根据不孕症患者的病情（包括基础性激素检查、窦卵泡监测、子宫内膜的情况以及前次周期卵巢的反应情况等）和医生临床经验来制订个体化的治疗方案。

其实，做试管婴儿的前提是要取到足够多高质量的卵子，以确保培养出多个高质量的胚胎。目前所有的方案都是针对不同的需求而发展起来的，都有一定的适应证，没有绝对的好坏之分，只有哪个更适合患者。

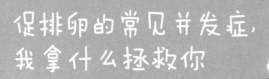

促排卵的常见并发症，我拿什么拯救你

卵巢过度刺激综合征是促排卵过程中最为严重的并发症之一，促排卵过程中轻度卵巢过度刺激综合征发生率为 5%～10%，重度发生率为 0.2%～0.5%，虽然此类并发症并不多见，但有时会非常严重，甚至威胁患者生命，需引起重视，提前做好预防和监测，防范重于治疗。

卵巢过度刺激综合征多发于超促排卵周期中的黄体期与妊娠早期。年龄小于 35 岁、卵巢储备好、多囊卵巢综合征、妊娠、血清雌激素水平升高是卵巢过度刺激综合征发生的主要诱因。可分为早发型与晚发型，其中早发型多发生于人绒毛膜促性腺激素使用后的 3～7 天，其病情严重程度与卵泡数、E_2 水平密切相关，如患者无妊娠，10 天后症状缓解，若妊娠则加重病情。晚发型多发生于注射促性腺激素 12～17 天后，且随着妊娠期而加剧，多胎情况更为显著，主要是与注射促性腺激素对卵巢刺激有关。

目前临床上卵巢过度刺激综合征严重程度主要分为轻度、中度及重度，但尚无统一的标准。临床上一般根据患者症状与体征，结合超声下腹水深度与卵巢大小进行卵巢过度刺激综合征分级，同时检测红细胞压积、白细胞数、电解质、肝肾功能以确定病情严重程度。

卵巢过度刺激综合征发生后患者一般会出现恶心、呕吐、腹泻症状，也会伴随有胸闷、憋气，甚至胸腔积液较重时可致肺组

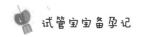

织萎缩，出现呼吸困难，如发生肺栓塞或成人呼吸窘迫综合征，出现低氧血症等。部分患者因液体渗出可致肝脏水肿，可能出现天冬氨酸转氨酶升高、丙氨酸转氨酶升高、碱性磷酸酶往往处于正常值上限等肝功能问题；此外，也有患者因血容量减少或大量腹水致腹腔压力增大，导致肾灌注减少，可出现少尿、低钠血症、高钾血症与酸中毒，严重时出现尿素氮和肌酐升高等肾功能问题；或因血容量减少可发生低血容量性休克。

常规来讲，轻度卵巢过度刺激综合征可不予处理，但需避免剧烈活动以免发生卵巢扭转；中度卵巢过度刺激综合征可观察，并应适当多进食，每日监测体重与 24 小时尿量，尿量每天应不少于 1000ml；重度卵巢过度刺激综合征应住院治疗，每日监测 24 小时出入液体量、腹围、体重，每日或隔日检测血细胞压积、白细胞数、尿渗透压，根据病情定期监测电解质、肝肾功能、超声监测卵巢大小及胸腹水变化，以评估治疗效果。

预防在卵巢过度刺激综合征的发生过程中至关重要，在人工助孕方案中需动态监测 E_2 水平，尽量选择 GnRH-a 诱发排卵，较 hCG 诱发排卵可以减少卵巢过度刺激综合征的发病风险，同时进行黄体支持，减少 E_2 水平，禁用 hCG 进行黄体支持。

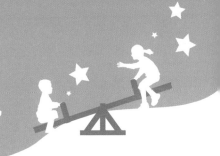

千呼万唤始出来，卵子小姐姐问世记

一般情况下，在促排后卵泡长大到一定标准，会注射一支 hCG 或其他药物来促使卵泡最后成熟，一般在晚上 8 ~ 10 点注射，所以叫夜针，34 ~ 38 小时后进行取卵。注射 hCG 时机至关重要，hCG 注射时间过早会造成卵子不成熟，影响胚胎发育潜能，而 hCG 注射时间过晚，卵子可能过熟，造成不容易受精或者发育异常，且增加了孕酮升高和卵巢过度刺激综合征的风险，因此，注射夜针的时机关乎卵子的成熟情况，所以打夜针的时机非常重要，患者务必配合医生和护士要求到医院注射夜针。一般注射前护士会详细交代打针时间和注意事项等。如注射夜针前要进食，不要空腹，按照要求的时间到医院打夜针，提前或推后时间务必提前和医生进行沟通，如果万一发生忘记打夜针的情况，请尽快与主管医生联系，尽量寻找补救措施。

卵子来临前

目前试管婴儿都是在打夜针后的 34 ~ 38 小时后安排取卵手术，一般取卵时间是根据患者打夜针时间安排。取卵术是在超声引导下，通过在阴道后穹隆部位进穿刺针，直接到卵巢内吸取卵子和卵泡液，然后交由实验室捡卵。

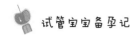
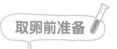

取卵虽然是微创的小手术，但是在取卵前也要做好充分的准备，并接受取卵前的宣教，医生和护士会交代取卵前后的注意事项、有哪些危险因素等。

在取卵前一天的早上 10 点用温生理盐水进行阴道冲洗，为取卵做准备。注意在促排后到取卵前要禁止性生活。

为了保证患者身份的准确性，在取卵术前后医护人员会通过指纹识别、信息问询等反复核实夫妇双方的身份信息。在进入手术室前女方要排尿，一般在手术日早上依次准时进行患者夫妇身份验证，患者更换消毒衣后在候诊区等待，为避免遇到重名、重姓患者，护士会再次核对男女双方身份信息。根据打夜针时间安排手术顺序，此阶段护士会根据取卵顺序为患者依次安排阴道冲洗、消毒外阴，并于术前 30 分钟进行镇痛针的肌肉注射或麻醉药物的注射。术前测量患者血压、脉搏等生命体征，如有异常，先予处理后再行取卵术。一般在取卵前 5 分钟之内护士会准时提醒去排尿一次，防止充盈的膀胱遮住卵巢，影响取卵手术。

取卵时患者按照医生和护士要求准备体位，由护士、患者和胚胎实验室工作人员三者共同核对患者信息。一般取卵时间为 5～10 分钟，部分患者因卵子数量多或者卵巢被遮挡等，取卵时间会延长。在取卵过程中要放松心情，不要自己随意调整身体姿势以免影响取卵，如果有任何问题或者不适请及时和医护人员交流和沟通。一般医生会在取卵后的当天上午告知患者获卵情况。并根据抽血结果安排患者是否适合第 3 天或第 5 天胚胎移植等问题。此外，护士会根据女方取卵时间安排男方同时进行取精，如存在自己取精困难的患者，请提前和医生沟通，安排穿刺取精等，以免影响卵子受精。

从取卵开始，到后期试管婴儿助孕的各个环节，所有患者使用的试剂耗材都是一次性的，且都是提前根据患者夫妻双方的名单进行准备并标注夫妻双方相关信息，而且取卵、处理精液、精卵受精、胚胎观察、胚胎移植及胚胎冷冻保存等所有环节在操作过程中都是实行双人核对制度来确保实验室卵子、精子和胚胎的准确无误。

取卵后患者会出现不舒服症状，请取卵后在医院休息 2 个小时左右，并等待卵子和精子处理结果，如若存在男方精子质量问题，可改卵胞浆内单精子注射方案助孕。部分患者取卵后有不舒服，如阴道出血量增多、腹痛、腹胀加剧、恶心、尿量减少、体重和腹围增加等症状，要及时就诊。

麻醉助力情如海，无痛取卵好孕来

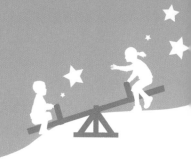

　　所有需做无痛取卵的患者必须有家属陪同，安排在上午进行手术的患者手术前一天晚 12 点以后禁食，术前 2 小时禁饮。下午手术者手术前 6～8 小时禁食，术前 2 小时禁饮。

　　所有患者术前需完善血常规、血生化（肝肾功能、电解质、血糖）及心电图检查。宫腔镜检查患者需额外检查胸部 X 线片。所有患者须至少提前一天进行预约，并需完成麻醉门诊术前评估后方可实施麻醉。

　　麻醉期间有活动性假牙的患者必须取掉假牙。有特殊病史及不良嗜好的患者必须如实提前申报，不得隐瞒，预约检查时需提供相关检查。麻醉后不能驾驶任何交通工具，必须有家人陪同。无痛取卵麻醉 3 小时后可以逐渐进食。

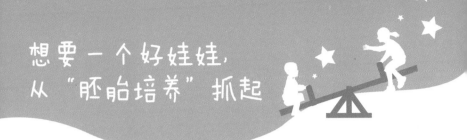

取卵日女方取卵，男方取精，将卵子和精子处理后进行体外受精，一般会将精子和卵子进行自然结合，对于存在少弱精的患者可以将其中个别活力和运动能力较好的精子通过卵胞浆内单精子显微注射技术注入卵子，实现精卵结合和受精。

我的宝宝去哪儿了

向"获卵数 = 窦卵泡数 = 胚胎数之间的关系"说 No

卵泡数和卵子数不是一个概念，就好像花生壳和花生米之间的关系，部分花生壳里面没有花生米，所以二者不能划等号。试管婴儿助孕过程中的促排阶段通过超声检查会发现多个卵泡，但是在后期会发现取卵或获卵数却少于超声提示的卵泡数量，有时候也会有个别患者获卵数多于超声提示的卵泡数量，其实主要原因在于在打了破卵针后，个人体质差异和对破卵针的敏感度不同，会造成部分患者成熟卵子的数量减少，导致实际获卵数少于超声提示的卵泡数量，而部分患者卵子成熟数量却增加，可能获得的卵子数量要高于超声提示的卵泡数量。另外，部分年龄大，或者卵巢功能较差的患者，也可能存在空卵泡的情况，这就类似空壳的花生，有卵泡没有卵子，因此，这种情况取卵时得到的卵子数量要少于超声监测到的卵泡数。

此外，如果卵子外面包裹的那一层透明带存在异常情况，或者精子头部的顶体酶存在功能异常等，也会导致精子无法穿过透明带进入卵子，无法实现精卵结合和受精。即使有卵子发生受精，但是对于质量差的受精卵也可能无法发育到第 3 天的卵裂期阶段，或者第 5 天的囊胚阶段。因此，培养的胚胎数量一般是少于或者等于获卵数。

一般情况下，试管婴儿过程中所取出的卵子并非全部都是成熟卵子，卵子成熟率为 80% 左右，只有成熟度好的卵子才会受精，形成胚胎的概率就会高点。试管婴儿的受精率在 70% 左右，在胚胎进一步的培养过程中，一般发生卵裂的概率为 95%，但是也有质量差的胚胎会停止发育而被淘汰。因此，要想提高试管婴儿的成功率，需要提前做好准备，养出高质量的卵子和精子至关重要。

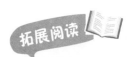

拓展阅读

对于部分患者，如严重 PCOS 患者、促性腺激素刺激高反应者、卵巢低反应和卵巢抵抗综合征患者、有卵子捐赠及生育力保存需求的患者，在卵子不成熟的情况下，很难有效获得可用的卵子，但是可以通过在从未经药物刺激或者低剂量药物刺激的卵巢中直接获取未成熟的生殖泡期的卵母细胞，即未成熟卵母细胞进行体外成熟培养，通过模拟体内环境，将卵子在体外培养成熟为 MII 期的卵子，用于 IVF-ET 技术。该技术可以解决部分患者不适合促排卵治疗的问题，又能获取优质卵子。当然，如果患者可以进行正常的促排和超促排卵，并能获得可用的优质卵子，不建议进行未成熟卵子体外成熟培养（IVM）。

精子和卵子闹别扭不说话怎么办

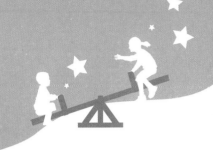

　　受精是一个复杂的过程，主要包括：卵子成熟、精子获能、顶体反应、精卵质膜融合、雌雄原核形成与遗传物质融合。受精过程中任何一个环节出现问题，都有可能导致低受精或不受精。前面提到试管婴儿助孕过程中最后得到的胚胎数要少于获卵数，其实透明带异常和精子顶体酶功能异常、精子数量少、精子畸形率高是精卵不结合的主要原因。此外，卵子纺锤体异常和胞浆缺陷也会导致受精失败。如果患者在之前助孕周期中存在受精异常的情况，请务必在下次促排时和医生进行沟通，通过卵胞浆内单精子显微注射技术来解决不受精问题。

囊胚培养，究竟养还是不养

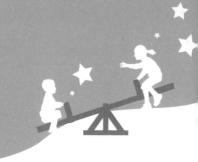

　　胚胎根据培养时间不同分为卵裂期胚胎和囊胚，根据胚胎是否进行过冷冻分为鲜胚和冻胚。一般情况，卵子和精子进行体外受精后形成的受精卵不断分裂成为卵裂球，到第3天会形成一个由5～10个卵裂球组成的胚胎，称之为卵裂期胚胎，也称早期胚胎。而在早期胚胎的基础上，胚胎继续进行体外培养，在第5～6天的时候，会发育出囊胚腔，这个阶段的胚胎被称之为囊胚。如果卵裂期胚胎和囊胚因女方身体条件不适合移植，则通过冷冻技术存放于－196℃的液氮中，这种胚胎称之为冻胚，冻胚可以在解冻后植入子宫腔内，以增加受孕的机会。

　　究竟移植第3天的卵裂期胚胎，还是移植囊胚？这要根据每个患者的情况来具体分析。如果女性在促排卵当月子宫内膜厚度在8～15mm，雌激素和孕激素都在合适的范围，且无促排引起的不适，则可以选择在取卵当月进行新鲜卵裂期胚胎或者囊胚的移植。对于患者子宫内膜厚度不够、过厚，或者内膜存在不均、息肉等问题，雌激素和孕激素水平不合适等情况，则建议患者将胚胎全部冷冻于－196℃的液氮中，待后期女性患者激素水平和内膜条件都比较合适的情况下，再根据冷冻胚的类型选择合适的时机进行胚胎移植。

　　既然有卵裂期胚胎和囊胚之分，那二者之间有什么本质区别？什么条件适合养囊胚呢？前面提到过，养囊胚是在卵裂期胚胎基础上对胚胎进一步培养的过程，理论来讲，在这个过程中质量差的胚胎将在体外条件下被筛选，停止发育或者质量太差而被淘汰，也就是说，囊胚是经过进一步筛选之后的一个产物，且能发育到下一个阶段，其质量自然也就相对比较高，因此，移植囊胚的成功率一般要比卵裂期胚胎的成功率高。第 3 天质量较好的胚胎养囊胚的成功率比质量较差的胚胎出胚率要高。除了胚胎质量较高外，囊胚移植时更符合种植期，所以，移植囊胚发生宫外孕的概率也会较移植卵裂期胚胎低。

目前很多生殖中心对于年龄大、生育二胎、瘢痕子宫、子宫较小、身高偏低的女性，为了减少怀双胎或者多胎带来的不良影响，一般都是建议进行单囊胚移植。值得注意的是，移植两个胚胎的成功率并不是移植一个胚胎成功率的两倍，只是有一定比例的提高而已，因此，对于移植一个或者两个胚胎也不要有太大的顾虑，其实生殖中心的医生一般会根据患者的身体条件等进行综合考虑，并提供一个最佳的移植方案。虽然囊胚移植的成功率要比第 3 天卵裂期胚胎移植成功率高，但是并不是所有患者都是适合养囊胚，因为在囊胚培养阶段部分质量差的胚胎存在养囊胚失败的风险，这对于部分存在胚胎数量少或者胚胎质量偏差的患者来说，这种条件下养囊胚会导致最后可能无可利用的胚胎情况的发生。而且并不是第 3 天的卵裂期胚胎在移植后一定不成功，所以，在权衡第 3 天卵裂期胚胎是否进行囊胚培养的问题时，务必要根据胚胎的数量和质量进行综合考虑，以免因错误的决策导致最后无胚胎可以移植情况的发生。

总的来说，对于年龄相对较小，且卵巢储备功能好的患者，胚胎数量较多，建议养囊胚；对于反复种植失败的患者，若胚胎数量多也建议进行囊胚培养；对于存在染色体异常，需要进行胚胎植入前遗传学筛查的患者，也可以进行囊胚培养，因为囊胚培

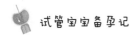

试管宝宝备孕记

养会为存在染色体异常或者单基因遗传病的患者进行胚胎植入前遗传学筛查提供一定的时间。

移植鲜胚、冻胚、囊胚哪个好，并无定论，每种移植方式都有各自的优势与劣势，具体选择哪种方式还是需要根据患者的身体条件，建议听取医生意见，再进行选择。

如果患者存在前一个培养周期无法获得优质胚胎，或者多次胚胎移植后反复不着床或者胚胎停止发育等情况，也不要灰心，医生会帮助患者认真、全面地分析产生上述情况的原因，并在下一个周期针对性地做好准备，通过改善精子和卵子质量，更换更适合的促排方案和受精方式、选择合适的移植时间，在移植前做好子宫内膜的准备和提前处理导致胚胎停止发育的可能因素等，做到有备而战，从而提高再次进行试管婴儿助孕的成功率。

揭秘胚胎的"冷冻""解冻"及"破壳"

目前胚胎冷冻基本都是采用玻璃化冷冻法。玻璃化冷冻是指在快速冷冻过程中冷冻保护剂由液态直接冻结为无结构的、极其黏稠的玻璃状态或无冰晶结构的固态，这种玻璃状态能保持其溶液状态的分子和离子分布，从而保持胚胎细微结构的完整性。且在冷冻过程中有一定的冷冻保护剂对胚胎进行保护，后期胚胎将一直在 $-196℃$ 的液氮中冻存。在这种情况下，细胞几乎是停止一切代谢活动，因此，胚胎基本是没有损伤的。除了胚胎外，目前还有精子和卵子的冷冻，但是相对而言，卵子冷冻后的受精能力要比新鲜卵子稍差。精子、卵子和胚胎的解冻也是在解冻保护液中进行的，有着解冻保护剂的保护作用，精子、卵子和胚胎在解冻过程中的损伤会降到最低。

在卵子和胚胎的外层会包裹一层由糖蛋白结构组成的透明带，该结构在胚胎体外培养过程中会逐渐变脆，失去弹性，会影响胚胎的孵出和进一步的着床。因此，需通过化学、机械或激光的方法对胚胎透明带进行切薄、打孔，甚至完整切除，以帮助胚胎从透明带内孵出，这就是辅助孵化技术。目前激光法是最为常用的胚胎孵化方式，可以改善女性年龄 ≥ 38 岁、基础 FSH 水平增高、卵子透明带厚度超过 17μm、胚胎出现 50% 以上的碎片、反复移植失败以及冷冻胚胎复苏后移植者的胚胎移植成功率。

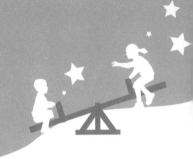

胚胎"优等生"是如何选出来的

在胚胎移植前，要对胚胎的分级有一定的了解，毕竟分级高的胚胎，质量相对较好，移植成功率也较高。胚胎的发育是个动态的过程，一般在胚胎发育的每一天都需要对胚胎进行质量和发育潜能评估，而实际提供给患者的数据则是胚胎发育至卵裂期胚胎（第3天的胚胎）和囊胚（第5~6天胚胎）的评分结果。上述不同时期的胚胎评分标准也不相同。

第3天的胚胎评分主要考虑胚胎细胞分裂和发育速度是否均一，发育过快过慢都不好，一般认为具有6~10个细胞的胚胎都具有较好的发育潜能；胞质均一度好的胚胎品质较好；细胞碎片少（小于卵裂球的小细胞），即碎片化程度越小胚胎发育潜能越高，反之，胚胎品质差，卵裂球均一度高提示胚胎品质好。

第5~6天的囊胚期胚胎的评分标准主要是考虑到胚胎在此阶段已经开始发生分化，出现了囊胚腔、内细胞团和滋养层细胞三部分，其中内细胞团将来发育成胎儿，而滋养层细胞将来分化发育为胎盘，为胚胎的着床及后续发育提供营养。因此，囊胚的评分主要考虑囊胚所处的不同发育阶段。目前国际上主要采用Gardner提出的囊胚评价方法，根据是否孵化出囊胚腔和囊胚腔大小，将囊胚发育分为6个时期，其中1~2期的囊胚统称为早期囊胚（EB），3~6期的囊胚根据内细胞团和滋养层细胞均划分为A、B、C三个等级，其中A级细胞数目多，排列紧密；B级细胞数目偏少，排列松散；C级细胞数目很少。正常情况下，

CC 及以上的囊胚可以用来冷冻或者移植，比 CC 更差的囊胚建议放弃。无论是内细胞团还是滋养层细胞评分，细胞数目越多，细胞排列越紧密，提示胚胎细胞发育越好，胚胎品质相对较好。其中发育阶段 ≥ 3 期的扩张期囊胚预示着较好的妊娠结果。目前临床上一般会将评分 ≥ 3BB 的囊胚定为优质囊胚，其中第 5 天最优质的囊胚为 4AA，第 6 天的囊胚品质劣于第 5 天的囊胚。

目前对卵裂期胚胎和囊胚的评分标准主要还是依靠外观来对胚胎进行评估，是无创伤的评估方法，然而形态学上的评估方式虽然存在一定的主观性，但也是目前使用最广泛的评分标准。但是除了胚胎质量外，女方子宫内膜条件、男女双方染色体、女方免疫等问题都可能影响胚胎的着床和发育，因此，要客观看待胚胎质量和试管婴儿的成功率。

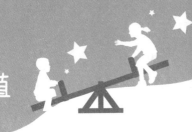

宝宝，我们带你
回家——胚胎移植

移植几个胚胎最科学

随着国家二孩政策的开放，很多朋友希望通过试管婴儿技术获得双胎，一次性解决生二胎的麻烦。其实，在移植时是移植一个胚胎还是两个胚胎是有讲究的。

首先，三胎受孕者坚决要求进行减胎处理。

其次，双胎妊娠的风险要大于单胎，双胎妊娠的风险主要有：早孕期妊娠呕吐一般较严重；妊娠中晚期易发生妊娠期高血压，甚至出现蛋白尿，增加子痫及产后大出血风险，危及母子生命安全；双胎妊娠，尤其是一胎剖宫产或者子宫肌瘤剔除术后的患者，后期出现子宫破裂风险增高；胎膜早破、早产也较单胎发生率高，容易发生新生儿窒息，甚至死亡等；导致孕期缺铁性贫血及其他微量元素的不足。

为了避免双胎妊娠的风险，一般建议胚胎较多的患者进行囊胚培养和囊胚移植，囊胚移植的成功率还是相对较高的，目前单囊胚移植已成为国内多家生殖中心的移植策略。尤其是对年龄大、身高偏低、子宫偏小、既往有剖宫产史、子宫肌瘤剔除术等引起的疤痕子宫、多次流产史等特殊情况的患者，考虑到孕期安全，医生多会建议选择单胚胎移植，以减少后期母胎风险。

胚胎移植后，一般建议患者将多余的胚胎进行冷冻保存，可以用于生育二胎或者移植失败后再次移植。目前胚胎的冷冻主要采用玻璃化冷冻法，该方法是在冷冻保护剂的保护下，将胚胎冷冻于 – 196℃ 的液氮中，细胞在这种条件下几乎停止一切代谢活动。目前存储时间最长的胚胎已经超过 40 年。

小·贴士

根据《母婴保健法实施办法》第 23 条规定，禁止非医学需要的胎儿性别鉴定和选择性别的人工终止妊娠。无特殊指征，不得进行胎儿性别选择。如存在伴随性别遗传疾病，需要到省、自治区、直辖市人民政府卫生行政部门指定的医疗、保健机构，按照卫生行政部门的规定进行鉴定，如遗传证据充分可进行性别筛选，除此之外的性别选择均是非法的。

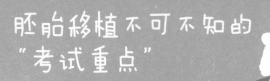

胚胎移植不可不知的"考试重点"

　　胚胎移植前要在饮食、生活方式方面做好准备，在移植前要到医院进行子宫内膜的准备和激素水平的检测，目的是要保证身体在最合适的条件下进行胚胎的移植，以提高胚胎移植后妊娠的成功率。一般而言，对于子宫内膜比较好的患者而言，大概在月经的第8天左右到医院进行超声检查，了解内膜的厚度和分型；抽血检测激素水平，并根据内膜厚度和激素检测结果安排用药。对于子宫内膜不佳的患者，如内膜过薄、过厚、回声不均及可能存在其他问题，则需提前安排手术处理内膜。在内膜和激素水平都达标的情况下可以安排胚胎移植。通过药物和手术来调整内膜比较直接，而通过饮食，如吃黑豆等长内膜的说法目前没有确凿的证据支持。

　　此外，很多患者也会疑惑移植前是否可以进行性生活，一般而言，新鲜胚胎周期移植一般是不建议性生活的，因为在促排卵后卵巢有增大情况，性生活会增加一些并发症的发生风险。此外，取卵后女性卵巢尚未恢复到正常状态，性生活也会影响女性身体的恢复；而对于冷冻胚胎周期移植的患者一般不限制性生活，但建议采取安全的避孕措施，以避免不必要的感染等。

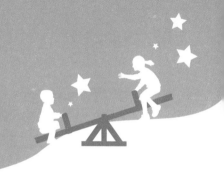

子宫内膜厚度是试管婴儿移植前重点关注的问题，子宫内膜好比在播种时的土壤，如果土壤不肥沃，种子也不容易生根发芽，子宫内膜薄，就像贫瘠的土壤，胚胎着床难度大。一般在移植前子宫内膜的厚度达 8～15mm 比较好，薄的子宫内膜不利于胚胎着床。而超声提示子宫内膜回声不均匀，可能存在子宫内膜病变，如子宫宫腔粘连或者子宫内膜息肉，或者有小的肌瘤等问题，建议在移植前进行宫腔镜检查和治疗。

目前造成子宫内膜偏薄的因素有女性年龄、内分泌功能异常、生长激素分泌不足或排卵障碍等；有宫腔操作史，如多次刮宫、输卵管通液术等造成子宫内膜粘连、损伤等；宫腔严重感染、子宫内膜结核、子宫肌瘤以及先天性子宫畸形等局部影响；工作压力大，长期服用避孕药超过 5 年，原发性高血压、糖尿病等，吸烟、喝酒等不良生活习惯及体重过轻等也会导致子宫内膜偏薄，此外，还有部分患者存在不明原因的子宫内膜偏薄问题。

目前子宫内膜偏薄主要治疗方式是根据其病因来进行针对性处理。如存在单纯内分泌因素造成的子宫内膜薄，可通过用适量的雌激素、孕激素等治疗，一定程度上可增加子宫内膜的厚度，但不适合长期使用。针对内膜粘连和损伤引起的子宫内膜薄，可以在宫腔镜或者宫腹腔镜下进行冷器械处理，术后要格外重视子宫内膜粘连的预防。此外，也可以通过中医中药调整子宫内膜厚度。

胚胎移植是在评估女方子宫内膜厚度、激素水平、有无过度刺激等并发症及胚胎情况后，进行的一个简单手术操作，该操作是在超声引导下将胚胎植入女性子宫腔，为无创伤性手术。

目前新鲜胚胎周期移植在取卵后的 3～5 天进行，而对于冷冻胚胎移植则需要医生根据患者的内膜厚度、激素水平和胚胎情况来确定具体的移植时间。

胚胎移植前要适量憋尿，使膀胱保持适度充盈状态，以便在 B 超下能准确判断移植的位置。在移植前需对阴道和宫颈进行消毒和处理，如擦洗宫颈黏液等，为移植做准备。在移植前，移植护士会分别和患者及实验室人员确认移植者男女双方的身份信息，在确认无误后方将移植管通过传递窗传递给实验室进行胚胎的装载，实验室在装载胚胎前和护士再次确认胚胎移植者双方信息，在确认无误后将胚胎传递给护士和医生进行移植，其中为确保胚胎移植的准确性，每次只允许对一对夫妇的胚胎进行装管和处理，为方便医生定位胚胎，实验室胚胎专家会在装载胚胎过程中间隔性地预留一定的空气以方便医生在超声下对胚胎移植管和胚胎进行定位。医生会在超声引导下将移植管的外管先放入宫腔，后将内管放入外管内，并匀速将胚胎推送到宫腔，后停留 30 秒退出，并将移植管交由胚胎实验室核实是否有胚胎残留。待复核完毕无胚胎残留后（如有残留将重复移植操作），患者在休息室休息 15～30 分钟。如无不适，应充分了解胚胎移植后的注意事项，并按照医嘱用药即可。

对于部分患者，如果存在严重的卵巢反应不良，在促排 5 天后仍然无优势卵泡，提示该周期没有可移植胚胎，故需要取消移植周期；患者存在反复子宫内膜回声欠均匀、内膜厚度小于 7mm 或大于等于 15mm，或者有严重的宫腔积液等情况，均建议取消该周期；对于存在卵巢过度刺激综合征的患者，移植后随着胚胎着床，雌激素水平会进一步升高，可能加剧腹胀、腹痛及腹水等症状；此外，如果患者临时出现发热等全身性疾病、严重的泌尿系统或者生殖道感染、注射 hCG 日时孕酮过高等情况，则不适合胚胎着床，建议取消移植，将胚胎进行冷冻，待上述影响胚胎着床的问题解决之后再行胚胎移植。

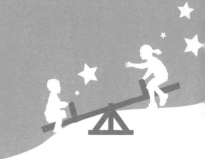

胚胎移植后的"心有千千结"

　　胚胎移植是在超声引导下进行的，为无创操作，安全无痛，且移植操作时间很短，所以患者朋友不要有过多心理压力。

　　在试管婴儿移植前需要重点注意以下几点：胚胎移植日要吃早餐，避免移植时间偏晚会出现低血糖；避免摄入胀气食物，如牛奶、豆类等，以防有胀气影响移植前超声定位等；移植前适度憋尿可使膀胱充盈，有助于医生在超声下能清楚地进行超声定位，准确移植胚胎。

　　移植当天早餐宜清淡，按照要求提前适度喝水即可，不要过度憋尿增加紧张感，如有特殊情况请及时与医生和护士沟通。移植术后稍微休息 2 小时，在此期间可以放松身体，自由活动，由于胚胎很小，肉眼是看不到的，且宫腔环境比较湿润，移植后的胚胎会附着于宫腔内，不会流出来。因此，在移植后无需憋尿，如无不适，休息 2 小时后，在告知医生或者护士并征得同意的情况下即可回家。移植后可正常工作、学习及生活，也可以坐车或者乘飞机等。医生会根据患者的情况安排相关用药来帮助胚胎着床。因此，请务必按照医生要求用药，一定不要漏服或者错服药物，不清楚或者有疑问建议及时和医生沟通。如果在移植后有腹胀、恶心、呕吐、胸闷，严重者甚至出现尿少、呼吸困难、心悸、头晕眼花等症状，请及时到医院就诊。如果出现感冒、发热及腹泻等情况，需先到医院确认病因，在医生指导下合理用药。移植后患者也可以适当补充叶酸和复合维生素等，为胚胎的发育提供必要的微量元素。

　　移植后要注意休息，避免剧烈运动和搬运重物，可以慢走缓解压力。移植后不建议长时间卧床，有研究显示，长时间卧床非但不能提高移植后胚胎着床的概率和试管婴儿的成功率，还容易形成血栓，反而不利于胚胎着床。移植后部分患者因用药容易引起便秘，建议饮食要少量多餐、注意营养均衡、适当食用粗粮、避免辛辣刺激性食物的摄入等，同时要在不过敏的情况下补充优质的蛋白质，如发生便秘，可食用有通便作用的食物，若便秘严重，可以尝试，用药物来改善状况。移植后轻微出血，提示可能是胚胎着床，无需过度担心，遵医嘱用药即可，如出现大量出血需及时到医院就诊。

移植后用药建议你一定会用到

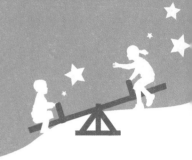

在生殖遗传科和产科门诊常会遇到患者问，"我不知道自己移植成功了，期间用了很多药，宝宝能不能要？"或者"前面咨询了'专家'说试管婴儿助孕期间不能用任何药，用药会导致胎儿畸形，建议流产，那我这个宝宝还能要吗？"其实临床医生的每个建议对孕妈来讲都有很大的指导意义，可能直接关乎孩子是否被保留的问题。实际上，调查数据显示药物引起的出生缺陷和致畸在出生缺陷中仅占约1%的比例，换句话说，其实，很多时候用药是相对比较安全的，但是这个安全并不是医生单单给患者的心理安慰，需要医生在有一颗仁爱之心的同时，依据科学来指导患者试管婴儿助孕期间用药。

做试管婴儿的准爸妈们在备孕和孕期难保不发生感冒、腹泻、感染等状况，这时大家就会焦虑要不要用药？用药是不是会导致胎儿畸形？其实备孕和孕期生病很常见，病情严重是要及时就医并安排用药的。

目前有很多适合孕妇用的药物，这些药物都是经过细胞实验、动物实验和临床三期实验验证过、相对比较安全的药物。

在整个试管婴儿助孕期间用药方面需注意以下几点。

及早补充叶酸和微量元素： 试管婴儿助孕期间要适量地补充叶酸和多种微量元素等，可以有效预防并降低神经管缺陷和唇腭裂的发生率，降低胎儿在母胎宫腔内发育迟缓、先天性心脏病的发生率。建议男女双方一起提前3个月备孕，备孕期间叶酸的用量要结合自身叶酸水平以及叶酸代谢能力来确定，一般建议每天补充 0.4mg 的叶酸片，如果存在异常的生育史或者叶酸代谢障碍，建议适当增加叶酸的补充量，可携带自身叶酸代谢检查结果咨询临床医生具体用量。但微量元素务必不要过量补充，以免导致胎儿畸形的发生，尤其是孕早期。

重病慢病药物不能停： 孕期需要保证宝宝健康发育没错，但并不是备孕和怀孕期间对药物的使用就绝对禁止。

准爸爸妈妈如果存在慢性病或者重病不能停药，如风湿类疾病患者，需要提前咨询专业的医生，安排用些既能够控制病情，又对宝宝没有致畸作用的药物。对于高血压、糖尿病等患者，也不可为了备孕和因怀孕而停药，可以选择适合孕妇用的、没有致畸性的药物。但要明确的是用药之前都需要专业医生的指导，务必及时提醒医生你在备孕或者已怀孕。

没有指征的前提下不要随意用药： 常有患者来咨询，自己的胚胎没问题，是否要开点中药来保胎？其实没有指征的用药是要坚决避免的！无论是西药还是中药，尤其是部分保健品，无法确认是否含有对胚胎生长发育的不利成分，还是不要轻易用药来进行调理和滋补，毕竟"是药三分毒"。

不要轻信偏方和秘方： 生病了要到正规医院进行就诊，在确定病因后，请临床医生根据检查结果安排用药，不要轻信所谓的偏方和秘方，毕竟药方之所以称之为"偏"或"秘"是因为没经过临床的认证。

了解药物的代谢特征和说明禁忌等： 慎用是提醒患者用药后是否有不良反应，如果有不良反应需及时停药；忌用提示药物不良反应明确，有较大可能的不良反应，其程度较慎用更进一步；禁用是药物中最严重的警告，提示某类患者禁止使用。对于药物

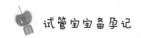

说明书上标识有"孕妇慎用、孕妇忌用、孕妇禁用"字样时需格外注意，必要时提醒医生你在备孕或者已怀孕。

误服致畸或可能致畸的药物： 误服致畸药物时，需及时向专业的临床药师或者妇产科医生进行咨询，向医生提供末次月经期时间、经期是否准时、确切的用药时间、用药种类和剂量等，请专业医生根据胎儿在不同时间点的发育特点来判断药物对胎儿是否有致畸作用，以便进一步确定是否要终止妊娠。

备孕和孕期用药原则： 可不用的药，不要用；能少用的药，绝不要多用；必须用的药，要谨慎使用。

一般用药还要在保证疗效的前提下用最小的剂量，达到治疗效果时及时停药。能单独用药，就避免联合用药。

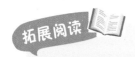

人了解美国 FDA 药物的分类

对用药安全咨询时需明确美国 FDA 对于药物的分类。鉴于不同药物对不同的器官和组织的发育存在不同的致畸作用，因此，对于药物的致畸作用不能以偏概全，应该做到客观看待。目前最常用的孕期用药咨询依据的是美国 FDA 对孕期和哺乳期用药的分类方法，根据药品安全性，FDA 将药物分为 A、B、C、D 和 X 五类。近年来，也有调整，即要求药品的标签要标注出孕期和哺乳期用药对胎儿和婴幼儿的风险等问题，其中包括临床试验数据、风险及参考剂量等相关信息。

A～X级致畸系数呈现递增。但划分致畸效果并不是完全固定的，会随着孕周的变化而呈现变化。

A级药物最为安全。有证据显示该类药物对怀孕前3个月的孕妇和胎儿没有危险性，对后6个月孕妇也没有致畸作用，如常见的水溶性维生素A和维生素D等，但务必注意剂量，如果维生素A的计量超过2万单位则呈现出明显的致畸性，可划分为X级。

B级相对安全。该类药物提示，经动物实验证明未发现对动物的胚胎有致畸性或存在副作用，但在早孕期女性中未见相关数据报道。抗生素多属于此类，但是部分对动物有致畸的药物，如甲硝唑，对人类并无明显的致畸作用，故而划分到B类药物，在临床运用中建议要指征明确方推荐用药。

C级药物则是权衡利弊后用药。该类药物是在动物中有相关证据提示对动物胚胎或后代有致畸作用，但在孕期女性中无相关数据报道。孕期用此类药物必须权衡，应在对孕妇和胎儿的好处大于危害时方可使用。因此，对于该类药物的使用需要谨慎，需向患者家属说明情况后方可用药。抗病毒药物多属于此类。

D级药物为不得已方使用的药物。该类药物已有证据提示对人类胎儿有明显的致畸作用，只是在疾病威胁到孕妇生命时，且无其他安全用药可以替代的情况下，选择此类药物对孕妇进行治疗。抗肿瘤类药物多属于此类药物。

X级属于孕期绝对禁用的药物。如20世纪报道的引起胎儿四肢短小的海豹样畸形的反应停（酞胺呱啶酮）和大剂量的维生素A等。

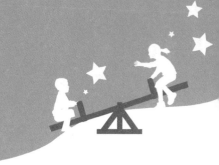

试管婴儿的孕周计算不求人

　　一般根据医生要求在移植后 14 天到医院进行抽血验孕，部分患者通常会用试纸条取晨尿验孕，试纸条是比较方便的验孕方法，较为简单快捷、易操作，但准确性易受影响。此外，不同厂家和批次的试纸条之间会有一定的误差，因此，如果出现试纸条检测结果波动的情况也不要太着急，对于部分患者出现试纸条验孕未受孕的情况，最好还是到医院抽血确认是否怀孕。移植受孕后每个患者因体质不同，个体反应差异较大，有些人早孕反应较大，有些人没有早孕反应，都不要过于担心，按照医生要求进行抽血复查和超声检查即可。

　　很多患者朋友都会疑惑试管婴儿的孕周怎么算？其实试管婴儿的孕周也是根据末次月经期来进行计算的。移植第 3 天的鲜胚或者第 3 天的冷冻胚胎，根据移植日期前推 17 天为末次月经期的时间；移植新鲜的或者冷冻的囊胚，怀孕的天数就是移植时间前推 19 天即为末次月经期的时间。对于末次月经不规律，或者患者根本不记得具体日期的情况，在孕 7 周前可以根据孕囊大小推算孕周，如果孕囊报 2 个数值时，取两个数值的平均数加 30 天；如果孕囊报 3 个数值，可以取 3 个数值的平均值加 30 天即是受孕天数。随着孕周的增大，上述方法会有一定的偏差，孕中期还可以根据超声测量的结果确定孕周。知道了大概的末次月经期，就可以推算出预产期了。一般而言，根据生物医学的规律，人的整个孕期为 280 天，孕周的算法也是根据末次月经期算起的。具体可以参考如下的算法：预产期月份＝末次月经第一天的月份＋9或－3，预产期天数＝末次月经第一天的天数＋7。这样，所计算得出的时间就是预产期。如果最后一次月经是在2月10日，则月份2＋9＝11月，日期10＋7＝17日，那么预产期应该是本年度11月17日。如果末次月经是在4月以后，则采取减3的方法计算。如末次月经来潮是12月25日，月份为12－3＝次年9月份，25＋7＝2日，即次年10月2日为预产期。由于每位女性月经周期长短不一，所以推测的预产期与实际预产期有1～2周的误差也是正常的。

了解这些，胚胎移植后出血不再怕

移植后如果发现有阴道出血，不要立刻停止用药，可咨询医生，根据医生建议确定是否停药。移植成功后很多患者会出现阴道流血或伴有下腹隐痛等不适，患者会特别紧张、害怕，甚至焦虑。其实移植后出血很可能是胚胎着床，但也不排除是先兆流产的可能。先兆流产是28周前的宫内怀孕后出现少量阴道流血，其中流出黑色血、褐色血及咖啡色血也算，同时伴随有轻度下腹痛或者腰背酸痛等情况，宫口没有扩张。对于刚移植验孕成功后的早孕期先兆流产要分清是什么情况。首先，一般的先兆流产，如孕激素血值和孕周相符，轻微的少量褐色血，多数情况可以不用处理，机体本身可以自我修复；对于孕激素血值和孕周不符，多数是数值偏低，症状不能缓解且持续加重，最终将变成难免流产。此外，尤其要重视的是，患者如果出现孕激素血值显著和孕周不符，多数较孕周偏低的情况，且出现停经后的阴道流血和下腹痛，务必及时通过超声检查确认和排除是否为宫外孕等非正常妊娠状态。上述情况需及时到医院进行处理，如果处理不及时会因妊娠部位破裂引起大出血，严重时会引起患者死亡。因此，对于这种情况的处理务必要及时和慎重。心中要谨记试管婴儿并不能避免宫外孕和胚胎停止发育的发生。

在排除宫外孕和葡萄胎等情况下，试管婴儿患者要进行黄体支持，也就是我们俗话说的保胎。一般情况下，患者在移植后需要到医院抽血，根据血液检测结果来判断其孕酮、hCG 及 E_2 的水平，并根据结果调整用药。在检测激素水平时，每个医院所用的仪器设备是不同的，因此，检测结果也会存在一定的差异，建议患者最好在同一家医院进行相关抽血检测，并根据检测医院所提供的参考值来安排调整用药。在孕早期不同患者的激素水平会有很大的差异，建议拿到结果之后到医院请专业医生进行检测结果的解读，抽血结果属于正常水平则无需调整用药，如果激素水平异常，医生会根据检查结果减少药量或者增加药量，但是切勿私自调整用药。在没有专业医生指导的情况下调整用药，严重的话可能会导致部分患者已着床的胚胎因药物剂量不够而流产。

试管婴儿助孕的患者在移植后多会安排使用黄体酮类药物、雌二醇及人绒毛膜促性腺激素进行保胎。如果患者孕酮值低于正常值，医生会通过肌肉注射黄体酮、阴道塞黄体酮类药物、口服黄体酮或地屈孕酮等用药方案进行保胎；如果孕酮水平较之前有所降低，但仍在正常范围内，则不用担心，也无须额外加用黄体酮。

目前常用保胎药物各有其优缺点，医生会根据患者情况的不同选择适合的保胎药物。

孕酮：试管婴儿助孕过程中最常用的黄体支持药物，常见的有黄体酮针剂、黄体酮软胶囊及地屈孕酮等。其中黄体酮针剂常规用法是肌肉注射，其优势在于吸收迅速、使血中孕酮浓度快速升高且价格便宜。劣势在于少数人会对黄体酮针剂过敏、每日注射不方便，特别是注射部位可出现疼痛、刺激等，甚至很多患者注射后局部形成硬结，影响吸收。阴道塞黄体酮软胶囊、黄体酮缓释凝胶。经阴道用药的优势在于药物能迅速吸收，并快速扩散至宫颈和宫体，且用药方便。口服黄体酮的剂型常见的有地屈孕酮和黄体酮胶囊，可能存在口服黄体酮后血中孕酮浓度升高不明

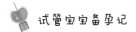

显的情况。

雌激素：常用的雌激素有雌二醇、雌二醇贴片等，一般在冷冻胚胎移植前的内膜准备期和移植后维持妊娠用药。

人绒毛膜促性腺激素：可以刺激雌激素和孕激素的分泌，其作用机制与孕期女性的激素改变或是激素分泌吻合，不需要每天注射，常规隔天注射，或者 3 天注射 1 次即可，如果患者出现腹胀、恶心及呕吐等症状，提示患者有过度刺激风险，停用该药，可继续用黄体酮类药物进行保胎，如果出现严重的过度刺激症状，需及时到医院就诊。

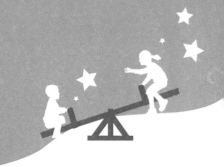

亲爱的宝贝，
我拿什么拯救你

胚胎停育究竟是为什么

患者朋友在受孕后常遇到出血、先兆流产，甚至是胚胎停止发育的情况，尤其是曾经存在胚胎停止发育或不良孕产史的患者更是紧张。这类患者在下次备孕前要对可能导致胚胎停止发育的相关原因及早进行筛查，提前做好预防，尽可能减少胚胎停止发育的发生。

首先，哪些因素会导致胚胎停止发育？遗传因素、生殖道畸形、感染性疾病、内分泌失调、免疫紊乱、获得性或遗传性血栓形成倾向会造成胚胎停止发育；环境因素、生活习惯、营养因素、心理因素、药物因素等也会导致胚胎停止发育；此外，也有部分患者病因未明。对于存在上述致胚胎停育因素的患者可以针对性处理。

其次，胚胎停止发育的时间也很重要。不同时间段发生胚胎停止发育的病因是不一样的，其中最常见的胚胎停止发育和流产是在受精卵形成到胚胎着床这个阶段，大约占自然流产的1/3，从胚胎着床到孕6周期间发生胚胎停止发育约占自然流产的25%，而孕6周到孕12周自然流产的概率会下降到12%～20%。从排卵到孕12周之前的胚胎停育原因主要是遗传、内分泌异常、生殖免疫功能紊乱及血栓前状态等。血栓前状态、感染、妊娠附属物异常（包括羊水、胎盘异常等）及严重的先天性

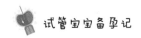

异常（如巴氏水肿胎、致死性畸形等）等因素是导致妊娠12~28周的晚期流产或出现胚胎停止发育的主要原因。此外，子宫结构异常、宫颈功能不全、生殖道感染、胎盘后血肿或胎盘剥离等是导致28周后自然流产的因素。

遗传问题导致的胎停

在孕早期发生自然流产的患者中胚胎染色体异常是导致流产的主要原因，占孕早期流产的一半以上，其中流产发生越早，胚胎染色体异常的发生率越高。胚胎染色体异常主要有两种可能，一种可能是父母存在染色体异常，从而形成染色体数目或者结构异常的卵子或精子，进而形成遗传上异常的胚胎，这种异常会导致胚胎停止发育。另外一种可能是父母双方染色体是正常的，由于受到高龄、吸烟、酗酒、致畸药物的服用、大量接触有毒和有害物质及高剂量辐射等因素影响，导致卵子或精子形成过程中染色体数目或者结构的异常，进而形成有遗传问题的胚胎，导致胚胎停止发育。

为避免上述问题的发生，对于存在两次及以上胚胎停止发育的患者双方，建议进行夫妻双方外周血染色体核型分析和胚胎染色体的检查。如果夫妻双方外周血染色体检查结果正常，而停止发育胚胎染色体筛查异常，那么这种情况就需要在下次受孕前尽可能排除导致染色体异常的因素，再进行备孕比较好，这种情况在年龄较大的患者中较为常见，建议患者在下次受孕前加强锻炼，调整饮食结构，多吃新鲜的蔬菜、水果，补充优质蛋白质、微量元素，服用抗氧化的药物来减少卵子或者精子形成过程中出错的可能性和胚胎染色体异常的发生概率，生育一个健康的宝宝。而对于夫妻双方染色体和胚胎染色体均异常的情况，包括染色体数目或者结构异常，建议患者通过第三代试管婴儿助孕，该技术可在胚胎植入到女方宫腔之前进行遗传学筛查，将筛查正常的胚胎植入到女方子宫，避免出生缺陷的发生。对于染色体异常的夫妇，选择试管婴儿助孕前也应做好备孕，以有效改善卵子和精子的质量，提高胚胎的质量和试管婴儿成功率。

血栓前状态导致的胎停

血栓前状态，又称易栓症，是由于持续血液高凝状态，进而可能导致血栓形成风险增加，虽然血栓前状态不一定会导致血栓的形成，但是在一定条件或诱因下引起血栓栓塞性疾病的发生，导致深静脉血栓形成，血栓脱落可引起肺动脉栓塞，严重时造成孕产妇死亡。目前认为血栓前状态可能选择性影响子宫胎盘循环，导致胎盘发生微血栓，形成胎盘纤维沉着、胎盘梗死灶，引起胚胎缺血缺氧，最终导致胚胎发育不良或流产。

对于存在血栓前状态的患者，若血小板聚集率增高（超过80%）和其他凝血指标异常，可以考虑使用阿司匹林抗凝，对于 D- 二聚体升高和 β_2 糖蛋白抗体阳性可以考虑单独注射低分子肝素或联合阿司匹林用药来处理，但是需要根据情况调整用药，D-二聚体降至正常后再注射 $1 \sim 2$ 周肝素，复查 D- 二聚体正常可以停药。对于用药后孕妇指标未恢复正常的患者，其中低分子肝素需坚持用药到终止妊娠前 24 小时。考虑到阿司匹林目前对胚胎的安全性尚未见定论，因此，建议达到治疗效果时可以最小剂量用药，且上述药物在用药期间需监测孕妇的过敏反应、出血情况、血小板计数及是否发生骨质疏松等。此外，对于获得性高同型半胱氨酸血症者，也可以通过补充叶酸、维生素 B_{12} 改善抗凝效果。

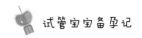

🧬 内分泌异常导致的胎停

内分泌异常主要包括甲状腺功能亢进（甲亢）、甲状腺功能减退症（甲减）及亚临床甲状腺功能减退症（亚甲减）、糖尿病等。存在上述问题的患者一般建议控制好病情后方可受孕。

甲状腺功能异常

对于存在轻微的甲状腺功能亢进患者，可以服用丙基硫氧嘧啶等抗甲状腺药物，该药比较安全，不会增加胎儿畸形的发生率。存在甲状腺功能减退的患者有生育需求时，一旦确诊就需要接受甲状腺激素治疗，建议甲状腺功能恢复正常 3 个月后再考虑妊娠，并在妊娠期坚持服用甲状腺激素。对于存在亚临床甲状腺功能减退的患者应酌情补充左甲状腺素钠，将促甲状腺激素控制在正常水平。

糖尿病

对于已经确诊为糖尿病的患者，建议在受孕前将血糖控制到正常水平。对 24～28 周孕妇进行糖耐量试验，可做口服葡萄糖耐量试验（75gOGTT），也可先行 50g 糖筛查试验，检查未过关者需要再行 OGTT 确诊。对于妊娠期糖尿病可以从饮食、运动及药物等方面进行调整。建议存在妊娠期糖尿病患者少量多餐、定时定量进餐，对控制血糖非常重要。

孕期适度运动可以有效改善妊娠结局、减少妊娠期糖尿病相关不良结局的发生。其中步行是最常用的有氧运动，可安排在餐后进行，但存在 1 型糖尿病、心脏病、高血压、糖尿病微血管病变、宫颈功能不全、先兆早产或流产、前置胎盘等问题者则不推荐运动。对于部分孕妇在通过营养干预和运动调整后，血糖仍不能达标者，则需要应用安全的口服降糖药和 / 或胰岛素治疗。

免疫功能紊乱导致的胎停

包括自身免疫功能紊乱和同种免疫功能紊乱两种。其中自身免疫功能紊乱包括抗磷脂综合征、抗核抗体阳性及抗甲状腺抗体阳性。

根据相关指南提示，对于抗磷脂综合征患者既往无流产史或单次流产发生在妊娠 10 周以前者，可不予特殊治疗，或予小剂量阿司匹林处理；对于有复发性流产史的患者及有 1 次或 1 次以上妊娠 10 周后流产者，在确诊妊娠后可给予肝素抗凝治疗，直至分娩前停药；对于有血栓病史的复发性流产史患者，应在妊娠前就开始抗凝治疗。此外，由于孕妇产后 3 个月内发生血栓的风险较高。抗凝治疗应持续至产后 6～12 周，既往有血栓者产后可改用华法林。对非典型产科抗磷脂综合征患者应按照个体情况进行抗凝治疗，并严密监测胚胎发育情况，直到各项指标均达到停药标准时方可停药。对于抗核抗体阳性且合并系统性红斑狼疮的患者，建议在妇产科和风湿免疫科医师指导下采用糖皮质类激素治疗，并监测系统性红斑狼疮病情和胎儿发育情况，确定停药和终止妊娠的时间。

同种免疫抗体主要指封闭抗体缺乏和 NK 细胞数量及活性升高两种情况。对于封闭抗体阳性目前研究提示淋巴细胞免疫治疗或者静脉注射丙种球蛋白可明显改善有复发性流产史患者的妊娠结局，但尚有争议。

生殖道微生物感染导致的胎停

目前的研究认为，生殖道微生物感染是导致孕晚期复发性流产和早产的重要因素，因此，对于存在上述情况的患者建议孕前对生殖道分泌物进行细菌性阴道病、支原体、衣原体等的筛查。

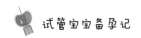

对于筛查后确诊为生殖道微生物感染的患者，建议孕前治疗，治疗好之后再进行备孕和受孕，以减少不必要的孕期用药。目前，对于支原体感染是否需要治疗尚存争议。

子宫畸形和宫腔问题导致的胎停

常见子宫畸形有始基子宫、鞍状子宫（弓形子宫）、双角子宫、单角子宫以及双子宫等，除始基子宫外，其他子宫畸形可引起早期流产的概率为20%。而对于始基子宫，则通常无法助孕。除子宫畸形外，子宫肌瘤、子宫内膜息肉、子宫内膜粘连及子宫内膜异位症等都有导致胚胎停止发育的可能性。而宫颈功能不全则会引起患者孕中晚期的流产。

对于子宫畸形患者，专家建议适合手术指征可进行手术矫正，如子宫纵隔患者建议宫腔镜切除子宫纵隔，双角子宫或鞍状子宫的复发性流产史患者建议进行子宫矫形术，而单角子宫患者无有效的手术纠正措施。对有宫腔粘连、子宫黏膜下肌瘤、子宫内膜息肉等疾病的复发性流产史的患者，需要进行宫腔镜或者宫腹腔镜手术处理，如宫腔粘连患者，可以通过宫腔镜手术分离，并在宫腔内置节育器或者周期性给予雌激素治疗改善和促进内膜生长来预防再次粘连；而子宫黏膜下肌瘤患者可以在妊娠前通过宫腔镜手术处理，避免其改变宫腔形态，进而影响胚胎着床，对于体积较大的肌壁间肌瘤也应行肌瘤剔除术。对于子宫颈功能不全的患者采用子宫颈环扎治疗是目前的主要治疗策略，也是有效预防妊娠34周前早产的重要措施，根据流产史确定最佳的手术时间，以便行预防性子宫颈环扎术。

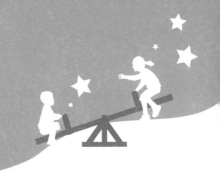

生殖遗传大揭秘

遗传病是导致不孕不育、反复胚胎停止发育及幼儿智力低下、先天性畸形、生长发育迟缓等出生缺陷的主要病因。常见遗传病包括染色体异常、单基因遗传病、多基因遗传病、线粒体疾病及体细胞遗传病。其中孕早期 50% ~ 60% 胚胎停止发育和胚胎染色体异常有关，以染色体数目和结构异常为主，包括 80% 以上的胚胎染色体数目异常和 5% 以上的胚胎染色体结构异常，且随着流产次数的增加，染色体异常的概率越高，需对这类患者夫妇在孕前进行遗传学病因筛查，对指导其再次妊娠有重要意义。此外，夫妻年龄偏高、有致畸物质接触史等都会导致胚胎染色体异常，其中大部分染色体异常的胚胎都会停止发育，但偶尔也有部分染色体异常者可以存活下来，如 21- 三体综合征等。对存在遗传问题困扰的家庭开展遗传病的筛查、诊断及遗传咨询可以有效预防出生缺陷。

我需要遗传咨询吗

遗传咨询是以遗传学和临床医学的基本原理和技术为基础，通过分析患者家族遗传病的发病谱系、遗传特点及遗传检测的结果，与患者和家属及有关社会服务人员讨论遗传病的发病原因、遗传方式、诊断、治疗及预防等问题，解答来访者所提出的有关遗传学方面的问题，在权衡对个人、家庭及社会利弊的基础上，

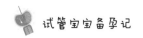

给予婚姻、生育等方面的医学指导。遗传咨询主要包括一般遗传咨询，婚前、孕前及产前的优生遗传咨询。

需要进行遗传咨询的情况

· 已生育过一个有遗传病或先天畸形患儿的夫妇。

· 夫妇或家族中有不明原因的不孕不育史、原发性闭经、早产及死胎等疾病史。

· 夫妇或家族中有性腺或性器官发育异常、不明原因的智力低下患者、行为发育异常患者。

· 夫妇双方或一方可能有染色体结构或功能异常。

· 夫妇双方或一方，或亲属是遗传病患者或有遗传病家族史者。

· 夫妇双方或一方可能是遗传病基因携带者。

· 近亲结婚的夫妇。

· 高龄夫妇（女性 35 岁以上，男性 45 岁以上）。

· 夫妇一方或双方是接触有害毒物作业者，如生物病毒感染、物理射线及化学药品等。

· 其他需要咨询的情况，如意外事件心理需求者等。

遗传咨询主要步骤

· 以家系调查和系谱分析为主，并结合临床特征，再借助于染色体检查、生化分析及基因检测等的结果共同做出正确诊断，以确定是否为遗传病。

· 从遗传方式看，人类遗传病大致可分染色体病、单基因遗传病、多基因遗传病、线粒体疾病及体细胞遗传病等。需要根据数据推断相关疾病的可能遗传方式。

· 疾病复发风险率估计。按风险程度，可将人类遗传病分为三类：

第一类属一般风险率，主要是由环境因素引起的疾病；第二类属轻度风险率，指多基因遗传病，它是由遗传因素和环境因素共同作用引起的；第三类属高风险率，所有单基因遗传病，或者双亲之一为染色体平衡易位携带者均为此类，其再发风险较大。

- 向患者或家属提出对策和建议（如停止生育、第三代试管婴儿助孕、终止妊娠或进行产前诊断后再决定选择终止妊娠或进行治疗等）。

遗传咨询最好在婚前或孕前进行，这样才能为妊娠做充分的准备。避免在对遗传问题考虑不清楚的情况下进行受孕，尤其是错过相关筛查的关键时间节点，这会导致本来可以避免的悲剧发生。如患者属于高风险人群，在孕早期和中期进行相关遗传病的筛查，明确遗传致病因素后应于怀孕 16～22 周时施行羊膜腔穿刺术，确定胎儿会不会发生遗传疾病。一旦查出胎儿有先天性遗传病，出生后无法存活或无法矫治，应在知情选择的基础上终止妊娠。对于已经出生的遗传病患儿或畸形儿，应尽早咨询，并进行相关治疗，以免患儿错失最佳治疗时机，如苯丙酮尿症患儿在出生后及时通过特殊饮食治疗可保障患儿完全正常地生长发育。

试管婴儿可以定制"完美宝宝"吗

　　很多遗传病是遗传和环境共同作用的结果，且大多发病机制不清，因此，相关遗传病的治疗存在很大的困难，仅有部分遗传病可以通过相关药物或者饮食的干预达到控制疾病进程的目的，那对其他遗传病就束手无策了吗？其实很多遗传病可以做到有效预防，其中第三代试管婴儿技术、第四代试管婴儿技术及产前诊断技术的发展为阻断遗传病起到了至关重要的作用。

　　将胚胎在植入前进行遗传学筛查，是将遗传学和人类辅助生殖技术相结合而发展起来的一项新技术，称"第三代试管婴儿"技术，它是产前诊断的延伸，可以为染色体疾病、单基因遗传病患者提供植入前遗传学筛查，避免夫妻怀上患有染色体或基因异常的胎儿，可有效地预防有遗传疾病患儿的出生。目前常见的胚胎植入前遗传学筛查技术和胚胎植入前遗传学诊断技术，都可以直接筛出有问题的胚胎，挑选正常的胚胎植入子宫，以期获得正常的妊娠，并提高患者的临床妊娠率。

🧬 胚胎植入前遗传学筛查技术

　　该技术可以有效提高患者的受孕率，降低多胎妊娠的风险。目前可对≥35岁的高龄女性、复发性流产患者、试管婴儿失败多于3个周期的夫妇开展植入前胚胎遗传学筛查。值得注意的是行植入前胚胎遗传学筛查助孕的患者在正常受孕后16～24周需行羊膜腔穿刺，再次排除生育畸形宝宝的可能。

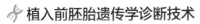

植入前胚胎遗传学诊断技术

该技术主要针对致病基因明确的单基因遗传病。其取材和助孕方式与胚胎植入前遗传学筛查技术相同。目的是将有基因变异的胚胎挑选出来，选取正常的胚胎移植入女性子宫，可避免夫妻怀上患有基因异常的胎儿，保证生育健康的后代。

曾因严重基因问题而被迫行人工流产的患者、曾怀过有严重基因问题胎儿的患者、有家族基因遗传病史的患者可以选择胚胎植入前遗传学诊断技术，可以有效预防遗传病患儿的出生、减少不必要的流产、阻断相关遗传病对其后代的影响，减轻家庭和社会负担。

但对于多基因遗传病和很多不明原因的遗传病，目前尚无更好的解决方法。希望随着科学的发展，会不断满足患者获得"完美宝宝"的美好愿景。

版权所有，侵权必究！

图书在版编目（CIP）数据

试管宝宝备孕记 / 王华伟，王昆华，唐莉主编. —
北京：人民卫生出版社，2021.1
　ISBN 978-7-117-30987-5

　Ⅰ.①试⋯　Ⅱ.①王⋯　②王⋯　③唐⋯　Ⅲ.①试管婴
儿－普及读物　Ⅳ.①R321-33

　中国版本图书馆 CIP 数据核字（2021）第 001565 号

人卫智网	**www.ipmph.com**	医学教育、学术、考试、健康，
		购书智慧智能综合服务平台
人卫官网	**www.pmph.com**	人卫官方资讯发布平台

试管宝宝备孕记

Shiguan Baobao Beiyunji

主　　编：	王华伟　王昆华　唐　莉
出版发行：	人民卫生出版社（中继线 010-59780011）
地　　址：	北京市朝阳区潘家园南里 19 号
邮　　编：	100021
E - mail：	pmph @ pmph.com
购书热线：	010-59787592　010-59787584　010-65264830
印　　刷：	廊坊一二〇六印刷厂
经　　销：	新华书店
开　　本：	889×1194　1/32　印张：3.5
字　　数：	82 千字
版　　次：	2021 年 1 月第 1 版
印　　次：	2021 年 5 月第 1 次印刷
标准书号：	ISBN 978-7-117-30987-5
定　　价：	45.00 元

打击盗版举报电话：010-59787491　**E-mail：WQ @ pmph.com**
质量问题联系电话：010-59787234　**E-mail：zhiliang @ pmph.com**

69